Pocket Guide Neuro-/Psychopharmaka im Kindes- und Jugendalter

T0383791

EBOOK INSIDE

Die Zugangsinformationen zum eBook Inside finden Sie am Ende des Buchs.

Manfred Gerlach

Andreas Warnke

Pocket Guide Neuro-/ Psychopharmaka im Kindes- und Jugendalter

Von A bis Z

2. korrigierte Auflage

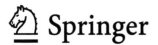

Manfred Gerlach
Hammelburg, Deutschland

Andreas Warnke
Estenfeld, Deutschland

ISBN 978-3-662-62978-9   ISBN 978-3-662-62979-6
(eBook)
https://doi.org/10.1007/978-3-662-62979-6

Die Deutsche Nationalbibliothek verzeichnet diese Publikation in der
Deutschen Nationalbibliografie; detaillierte bibliografische Daten sind im
Internet über ▶ http://dnb.d-nb.de abrufbar.

Umschlaggestaltung: deblik Berlin

Planung/Lektorat: Renate Eichhorn
Springer ist ein Imprint der eingetragenen Gesellschaft Springer-Verlag
GmbH, DE und ist ein Teil von Springer Nature.
Die Anschrift der Gesellschaft ist: Heidelberger Platz 3, 14197 Berlin,
Germany

Einleitung und Leseanweisung

- **Inhalt und Zielgruppe dieses Buches**

Der *Pocket Guide* soll „in der Kitteltasche griffbereit" im Rahmen der Behandlung psychischer Störungen bei Kindern und Jugendlichen praktikabel **schnellen Zugriff auf** das **wesentliche psychopharmakologische Wissen** ermöglichen. Ausführlich wird der Leser in unserem Lehrbuch *Neuro-/Psychopharmaka im Kindes- und Jugendalter: Grundlagen und Therapie* informiert.

Der Zugriff auf das *Pocket Guide* gibt **Entscheidungshilfe zur Wahl der Medikation** und handlungsleitende Antworten zu den wichtigsten Fragen der Behandlung: Welche psychopharmakologische Substanz steht zur Verfügung, ist sie für die zu behandelnde Person und Symptomatik indiziert und zugelassen, welche Dosierung ist verfügbar und zu wählen, wie rasch und wie anhaltend ist die Wirkung, welche unerwünschten Arzneimittelwirkungen (UAWs) sind zu beachten, welche Vor- und Kontrolluntersuchungen sind erforderlich, auf welche Besonderheiten und Risiken ist zu achten?

Das Taschenbuch ist somit handliche Wissensvermittlung und zugleich **Handlungsleitfaden für die psychopharmakologische Behandlung** psychischer Störungen von Kindern und Jugendlichen, wobei die Medikation immer im Rahmen von Psychoedukation, Psychotherapie und systemischem Behandlungskonzept Anwendung findet. Das

Kompendium ist Handreichung für Ärzte für Kinder-
und Jugendpsychiatrie und -psychotherapie, Ärzte
für Psychiatrie und Psychotherapie, Neurologen,
Pädiater, Allgemeinärzte und auch Pflegekräfte. Es
ist aber auch Ratgeber für Kinder- und Jugendlichen-
Psychotherapeuten, Psychologische Psychotherapeuten, andere therapeutische Berufsgruppen und
für Erzieher, Lehrer und Sozialpädagogen, die in klinischer Praxis wie aber auch in Erziehungshilfe für
Kinder und Jugendliche mit psychischer Erkrankung
Sorge tragen.

■   **Wie ist das Buch aufgebaut?**

Die Neuro-/Psychopharmaka sind mit ihrem Internationalen **Freinamen** (englisch *generic name* oder
international *non-proprietary name,* INN) von A
bis Z aufgelistet. Damit wird es Ärzten und Apo-
thekern ermöglicht, sich über in Fertigarznei-
mitteln enthaltene Wirkstoffe zu informieren, die
häufig unter mehreren Handelsnamen von ver-
schiedenen Herstellern vertrieben werden. Es wurde
bewusst auf eine Listung und Aufführung von
Handelsnamen von Medikamenten verzichtet, da es
schwierig möglich ist, alle im Handel befindlichen
Fertigarzneimittel zur Therapie von psychiatrischen
Erkrankungen im Kindes- und Jugendalter heraus-
zufinden. Handelsnamen sind gesetzlich geschützte
Markennamen für zugelassene Fertigarzneimittel,
die von einem bestimmten Hersteller gekennzeichnet und vertrieben werden und durch ein® (für
„registered") gekennzeichnet sind. Der Handelsname

wird üblicherweise im Arzneimittelhandel und im Pharmamarketing genutzt.

Die **Einteilung** der Wirkstoffe erfolgt nach ihrer primär angestrebten therapeutischen Wirkung (z. B. Antidepressivum oder Antipsychotikum). Danach sind wichtige pharmakologische Eigenschaften zusammengefasst. Diese geben einen Anhaltspunkt zu deren molekularen Zielstrukturen und eine Orientierungshilfe für Eintritt und Dauer klinischer Wirkung sowie zu möglichen Wechselwirkungen und UAWs.

Unter **Indikationen** werden zuerst die **im Kindes- und Jugendalter zugelassenen psychiatrischen Anwendungsgebiete** kursiv gedruckt aufgeführt. Nachfolgend erscheinen im Normaldruck psychiatrische Anwendungsgebiete im Off-label-Gebrauch bei Kindern und Jugendlichen und anschließend werden weitere zugelassene nicht-psychiatrische Indikationen im Erwachsenenbereich aufgelistet.

Allgemeine Richtlinien bei der medikamentösen Behandlung von Kindern und Jugendlichen mit psychiatrischen Erkrankungen sind in ◘ Tab. A.1 im Serviceteil zusammengefasst. Empfehlungen zur **Psychopharmakotherapie in** der **Notfallsituation** sind in ◘ Tab. A.2 wiedergegeben. In diesen Fällen erfolgt die Erstbehandlung nicht diagnosespezifisch, sondern nur symptomgeleitet, deren primäres Ziel es ist, eine rasche Stabilisierung herbeizuführen, so dass im Anschluss die umfassende diagnostische Einschätzung erfolgen kann.

Bei den Angaben zur **Dosierung** werden **zunächst** die **Dosierungen** für die **zugelassenen psychiatrischen Indikationen** im Kindes- und Jugendalter genannt; beginnend mit der Startdosis, dem Zeitpunkt der Einnahme und der Häufigkeit der Einnahme; nachfolgend wird die Dosistitration beschrieben, am Ende und zum Teil in Klammern ist die maximal anzuwendende Dosis beschrieben. Danach werden die Dosen für **Off-label-Indikationen** im Kindes- und Jugendalter aufgeführt, die auf Daten aus klinischen Studien basieren oder falls es keine Studien gibt, leitlinienorientiert auf Konsensus und intersubjektiven klinischen Erfahrungen der Herausgeber und Mitarbeiter beruhen.

◘ Tab. A.3 gibt einen Überblick über notwendige **Kontrolluntersuchungen** vor und während einer medikamentösen Therapie. Allgemeine Hinweise bei **Absetzung** und **Umstellung** einer Medikation sind in ◘ Tab. A.4 im Serviceteil gegeben. ◘ Tab. A.5 fasst **therapeutische Blutspiegelbereiche** zusammen.

Die **sehr häufigen** ($\geq 1/10$) und **häufigen UAWs** ($\geq 1/100 < 1/10$) sind aus den Fachinformationen übernommen und basieren auf klinischen Studien. Diese Angaben der Häufigkeiten sind **nicht Plazebokorrigiert.** Die Gliederung erfolgt entsprechend der Systemorganklasse gemäß MedDRA *(Medical Dictionary for Regulatory Activities).* Bei älteren Substanzen wird die Häufigkeit der UAWs oftmals nicht untergliedert. **Oftmals** werden **bei den neueren Wirkstoffen mehr UAWs** als bei den älteren aufgeführt. Dies liegt an den gründlicheren Untersuchungen, die seit der 12. Novelle des Arzneimittelgesetzes (AMG) vom 30.07.2004 für eine Zulassung notwendig sind und zu mehr Sicherheit in der Anwendung von Arzneimitteln führen sollen. Zum Teil sind auch Prozentangaben von UAWs in der Verum- gegen die Plazebo-Gruppe aufgeführt. In ◘ Tab. A.6 im Serviceteil sind allgemeine **Hinweise** gegeben, wie man beim Auftreten von **UAWs** vorgeht, um diese **zu kupieren.**

Arzneimittelwechselwirkungen werden im Anhang mit ◘ Tab. A.7 nur eingeschränkt aufgeführt: benannt sind nur klinisch relevante pharmakokinetische Wechselwirkungen bedingt durch Biotransformation mittels Phase-I-Reaktionen durch Cytochrom-P_{450}(CYP)-Enzymen. Zu weitergehenden möglichen Wechselwirkungen sei auf unser Lehrbuch *Neuro-/Psychopharmaka im Kindes- und Jugendalter: Grundlagen und Therapie* und die Angaben in den Fachinformationen verwiesen.

Die Informationen zu Indikationen, Dosierungen, UAWs, Arzneimittelwechselwirkungen und Kontraindikationen eines Wirkstoffes beruhen größtenteils auf den Angaben der **Fachinformationen.** Fachinformationen müssen gemäß den gesetzlichen Vorschriften (§ 11a AMG) vom pharmazeutischen Unternehmer erstellt werden. Das dafür verwendete wissenschaftliche Material beinhaltet die Ergebnisse eigener Studien, die für die Zulassung oder nach Einführung auf dem Markt erstellt wurden, die Spontanerfassung von UAWs und

Arzneimittelwechselwirkungen im Rahmen eines Pharmakovigilanzsystems sowie allgemein zugängliches bibliographisches Material. Von wissenschaftlichen Publikationen und Monographien unterscheiden sich Fachinformationen prinzipiell durch eine geringere Transparenz: d. h., das Zustandekommen von Inhalten ist für den Nutzer oft nicht nachvollziehbar, die Methoden sind nicht dargestellt und es gibt keine Quellenangaben. Daher ist die Überprüfung der Herkunft der Inhalte letztlich auch nicht recherchierbar. Darüber hinaus werden bei der Abfassung von Texten für die Fachinformationen vor allem rechtliche Aspekte berücksichtigt, um den Hersteller haftungsrechtlich zu schützen. So kann es vorkommen, dass eine Kontraindikation als solche benannt ist, weil diese nicht geprüft wurde.

Im Abschnitt **klinische Hinweise** werden **nützliche Eigenschaften** der besprochenen Wirkstoffe mit [+] bewertet, mit [−] werden **nachteilige Gegebenheiten** wie Nichtempfehlungen durch Leitlinien sowie negative Ergebnisse klinischer Studien aufgeführt. Mit **Cave** soll auf mögliche **Komplikationen** oder UAWs von Therapien sowie auf notwendige **Kontrolluntersuchungen** und **Vorsichtsmaßnahmen** hingewiesen werden.

Wir hoffen, dass dieses Taschenbuch willkommene Annahme findet und dazu beiträgt, die Behandlung psychischer Störungen bei Kindern und Jugendlichen zu verbessern und ein einheitliches psychopharmakotherapeutisches Vorgehen in der klinischen Praxis ermöglicht. Wir sind dankbar für Hinweise auf Irrtümer und würden uns über Vorschläge zur Verbesserung dieses *Pocket Guides* freuen.

Manfred Gerlach
Andreas Warnke
im Juli 2020

Danksagung

Das Buch ist Ergebnis einer fachlichen Zusammen-
arbeit mit Kolleginnen und Kollegen des Fach-
gebietes der Kinder- und Jugendpsychiatrie und
-psychotherapie. Wir danken allen Mitwirkenden
für ihre engagierte, kompetente, überaus hilfreiche
kooperative Unterstützung in der Zielsetzung des
Buches, wissenschaftlichen Erkenntnisstand mit
bewährter Praxiserfahrung in psychopharmako-
logischer Behandlung zu verbinden.

Unter Mitarbeit von
Prof. Dr med. T. Banaschewski, Mannheim; V. Brenner,
Tübingen; Dr. med. S. Fekete, Würzburg; Dr. med. F.-J.
Freisleder, München; T. Güntzel, Würzburg; Dr. med. Ch.
Kulpok, Würzburg; Prof. Dr. med. C. Mehler-Wex, Bad
Kissingen; Dr. med. M. Nenninger-Schäfer, Tübingen;
Prof. Dr. med. P. Plener, Wien; Dr. med. K. Reitzle,
München; Prof. Dr. med. T. Renner, Tübingen; Dr. med. B.
Rothermel, Mannheim; Prof. Dr. med. B. Schimmelmann,
Hamburg; Dr. med. H. Spieles, Tübingen; PD Dr. med.
R. Taurines, Würzburg; PD Dr. med. T. Vloet, Würzburg;
Prof. Dr. med. S. Walitza, Zürich; Prof. Dr. med. Ch.
Wewetzer, Köln.

Inhaltsverzeichnis

Abkürzungsverzeichnis

ACh	Acetylcholin
ADHS	Aufmerksamkeitsdefizit-/Hyperaktivitätsstörung
AMG	Arzneimittelgesetz
AMPA	*α-Amino-3-hydroxy-5-methyl-4-isoxazolepropionic acid, Glutamat-Rezeptorsubtyp*
BtMVV	Betäubungsmittel-Verschreibungsverordnung
COMT	*Catechol-O-Methyl-Transferase* = Katechol-O-Methyl-Transferase
c_{max}	maximale Arzneimittelkonzentration nach p. o. Einnahme
CYP	Cytochrom-P450
EPS	extrapyramidal-motorische Störungen (wie Frühdyskinesien, Parkinsonismus, Spätdyskinesien)
GKV	gesetzliche Krankenversicherung
GABA	*γ-Amino-butyric acid* = γ-Amino-Buttersäure
i. m.	intramuskulär
i. v.	intravenös
KG	Körpergewicht
MAO	Monoamin-Oxidase
m/m	Massenprozent
p. o.	per oral
SNRI	selektiver Nordadrenalin-Wiederaufnahme-Hemmer
SSRI	selektiver Serotonin-Wiederaufnahme-Hemmer
TDM	therapeutisches Drug-Monitoring
$t_{1/2}$	terminale Eliminationshalbwertszeit; ist die Zeit, in der die Plasmakonzentration auf die Hälfte des ursprünglichen Wertes abfällt; ist eine wichtige pharmakokinetische Kenngröße, mit der man die Wirkungsdauer von Arzneimitteln abschätzen kann.
t_{max}	Zeitpunkt, zu dem die maximale Arzneistoffkonzentration (c_{max}) im Blut erreicht wird; ist eine wichtige Kenngröße für die Resorptionsgeschwindigkeit und gibt häufig einen Anhaltspunkt für den Eintritt einer klinischen Wirkung
UAWs	unerwünschte Arzneimittelwirkungen
V	Volumen

Tabellenverzeichnis

Pocket Guide Neuro-/ Psychopharmaka im Kindes- und Jugendalter

Manfred Gerlach und Andreas Warnke

© Springer-Verlag GmbH Deutschland, ein Teil von Springer Nature 2021
M. Gerlach und A. Warnke, *Pocket Guide Neuro-/ Psychopharmaka im Kindes- und Jugendalter*, https://doi.org/10.1007/978-3-662-62979-6_1

Agomelatin

- Atypisches Antidepressivum
- Melatonin-Agonist an MT1- und MT2-Rezeptoren sowie Antagonist an 5-HT_{2c}-Rezeptoren.
- t_{max} 1–2 h, $t_{1/2}$ 1–2 h
- Abbau überwiegend durch CYP1A2 (90 %)

> **Darreichungsformen**
>
> - 25-mg-Filmtabletten

- **Indikationen**
- Depression

- **Dosierung**
- 25 mg/Tag beim Zubettgehen unabhängig von den Mahlzeiten → 50 mg/Tag (falls keine hinreichend klinische Wirkung nach 2 Wochen)

- **Unerwünschte Arzneimittelwirkungen**
- **Häufig**
  Angst
  Kopfschmerzen, Schwindel, Schläfrigkeit, Migräne
  Durchfall, Obstipation, Oberbauchschmerzen
  Vermehrtes Schwitzen
  Müdigkeit, Rückenschmerzen
  Transaminasen erhöht

- **Klinische Hinweise**

[+] Bessert Stimmungslage und den Schlaf → **Verwendung**
bei depressiven Patienten, bei denen eine Schlafstörung
im Vordergrund steht, die sich unter der Behandlung mit
einem SSRI nicht bessert oder wenn unter der Behandlung
mit einem SSRI ausgeprägte Schlafstörungen vorhanden
sind.

[+] **Libidoverlust und Erektionsstörungen** sowie Gewichtszunahme deutlich **seltener** als unter anderen Antidepressiva.

[+] Umstellung von SSRIs/SNRIs → Mit der Einnahme von
Agomelatin kann sofort begonnen werden, während die
Dosis des SSRI/SNRI schrittweise reduziert wird.

[+] Bei Absetzung → kein Ausschleichen der Dosierung
erforderlich.

[−] Gemäß der nicht mehr gültigen S3-Leitlinie „Behandlung
von depressiven Störungen bei Kindern und Jugendlichen"
(Stand: 01.07.2013) sprechen mögliche UAWs gegen einen
Einsatz von Agomelatin.

❶ Cave!

- Regelmäßige Leberfunktionstests zu
Beginn der Therapie sowie nach 3, 6, 12 und
24 Wochen und nachfolgend, wenn klinisch
indiziert → Medikation absetzen, wenn der
Anstieg der Transaminasen das 3-fache des
oberen Normbereiches überschreitet oder eine
Gelbsucht (z. B. dunkler Urin, hell gefärbter
Stuhl, gelbe Haut/Augen, Schmerzen im rechten
Oberbauch, anhaltende, neu auftretende und
unerklärliche Müdigkeit) auftritt.

- **Komedikation** mit CYP1A2-Hemmern (wie Fluvoxamin, Ciprofloxacin, Östrogene, Antibiotika) → Kann Agomelatin-Spiegel erhöhen (siehe ◘ Tab. A.7) → TDM indiziert

Alprazolam

- Anxiolytikum
- Agonist der Benzodiazepin-Bindungsstelle an $GABA_A$-Rezeptoren
- t_{max} 1–2 h, $t_{1/2}$ 12–15 h
- Überwiegende Metabolisierung durch CYP3A in nicht/wenig aktive Metabolite.

> **Darreichungsformen**
>
> - 0,25-, 0,5- und 1-mg-Tabletten

- **Indikationen**
- Symptomatische Behandlung von akuten und chronischen Spannungs-, Erregungs- und Angstzuständen

- **Dosierung**
- Richtet sich nach Schwere der Symptomatik und dem Ansprechen des Patienten
  0,25–0,5 mg 3-mal täglich → 3 mg/Tag, Dosiserhöhung in Abständen von 3–4 Tagen

- **Unerwünschte Arzneimittelwirkungen**

Die UAWs, die mit einem * markiert sind, treten vorwiegend zu Beginn der Behandlung oder bei höherer Dosierung auf und bilden sich in der Regel im Laufe der weiteren Behandlung zurück.

— **Sehr häufig**
Sedierung, Verschlafenheit*
— **Häufig**
Appetitmangel
Depression, Reizbarkeit
Verwirrtheit*, Ataxie*, Koordinationsstörungen, ein-
geschränktes Erinnerungsvermögen, schleppende Sprache,
Konzentrationsschwierigkeiten, Schwindelgefühl*, Kopf-
schmerz*, Schwindel, Asthenie
Verschwommensehen*
Obstipation, Übelkeit

■ **Klinische Hinweise**
[+] Indiziert in der Akutbehandlung von Ängsten
[+] Benzodiazepine gehören mit zu den verträglichsten und
am sichersten einzusetzenden Wirkstoffen.
[+] Relativ schneller Wirkungseintritt
[–] Keine Wirksamkeit von Benzodiazepinen in Plazebokontrollierten Doppelblind-Studien mit Kindern und
Jugendlichen bei Angsterkrankungen.
[–] Bei der Behandlung von **Angststörungen** ist eine
medikamentöse Behandlung nur **2. Wahl** und erst dann
gerechtfertigt, wenn Psychoedukation, Psychotherapie und
soziotherapeutische Maßnahmen nicht hinreichend hilfreich waren.

❶ **Cave!**
— **Risiko einer Abhängigkeits-Entwicklung,** von
Gedächtnisstörungen und einer verminderten
Wahrnehmungs- und Reaktionsfähigkeit → In der
Regel sollte eine **Einnahmedauer** von **4 Wochen**
nicht überschritten werden und die Dosis so
gering wie möglich gehalten werden.

- Vor allem bei Kindern können **paradoxe Reaktionen** mit akuter Erregung, Verwirrung und Veränderung des psychischen Zustands auftreten. → Absetzung
- **Kontraindikation:** akute Intoxikationen durch ZNS-aktive Substanzen oder Sedierung anderer Art
- **Keine Komedikation** mit **Clozapin** (cave: Atem-/ Herzstillstand)
- **Komedikation** mit starken **CYP3A4-Hemmern** (u. a. Azol-Antimykotika, Makrolide, orale Kontrazeptiva, SSRIs) → erhöhte Plasmakonzentration von Alprazolam → TDM indiziert → ggf. Dosisreduktion

Amisulprid

- Niedrigpotentes Antipsychotikum der 2. Generation
- Hochaffiner Dopamin-D_2- und -D_3-Rezeptorantagonist, keine Affinitäten zu anderen Neurotransmitter-Rezeptoren
- Biphasische Resorption: t_{max} 1 und 3–4 h; $t_{1/2}$ ca. 12 h
- Ausscheidung überwiegend unverändert renal (> 90%)

Darreichungsformen
- 100- und 200-mg-Tabletten
- 400-mg-Filmtabletten

- **Indikationen**
- Akute und chronische schizophrene Störungen

- **Dosierung**
- Es muss die niedrigst mögliche Dosierung (= zufriedenstellende antipsychotische Wirkung bei geringstmöglichen
  UAWs) sowohl für die Akutbehandlung als auch für Rückfallprophylaxe bestimmt werden
  50–300 mg als Einzelgabe → 1200 mg (bei Tagesdosen über
  400 mg, verteilt auf mehrere Einzeldosen)

- **Unerwünschte Arzneimittelwirkungen**
- **Sehr häufig**
  EPS, Tremor Rigidität, Hypokinese, vermehrter Speichel-
  fluss, Akathisie, Dyskinesie
- **Häufig**
  Erhöhung der Prolaktin-Konzentration
  Schlaflosigkeit, Angst, Agitiertheit, Orgasmusstörungen
  Akute Dystonien wie Schiefhals, Augenmuskelkrämpfe,
  Kieferkrämpfe
  Verschwommensehen
  Hypotension
  Verstopfung, Übelkeit, Erbrechen, Mundtrockenheit
  Gewichtszunahme

- **Klinische Hinweise**
- [+] Die S3-Leitlinie „Schizophrenie" (Stand 15.03.2019), die
  für die gesamte Lebensspanne Gültigkeit hat, empfiehlt die
  Anwendung in niedrigen Dosen bei Patienten mit **prä-
  dominanten Negativsymptomen.**
- [+] Geringes Risiko für Gewichtszunahme
- [+] Keine pharmakokinetischen Wechselwirkungen bedingt
  durch CYP-Enzyme

❶ Cave!
  - Höheres Risiko für QTc-Zeit-Verlängerung bei höheren Dosierungen → EKG-Kontrollen!
  - Hohes Risiko für Prolaktin-Erhöhung → Regelmäßige Untersuchungen auf klinische Symptome der Hyperprolaktinämie, Verordnung bei junger Frau vermeiden

Amitriptylin

  - (Trizyklisches) Antidepressivum mit sedierender Wirkkomponente
  - Nichtselektiver Monoamin-Wiederaufnahme-Hemmer von Noradrenalin und Serotonin; Antagonisierung von muscarinergen M_1- und M_2-Cholinozeptoren, histaminergen H_1- und H_2-, adrenergen α_1- und α_2- und serotonergen 5-HT_1- und 5-HT_2-Rezeptoren
  - t_{max} 1–5 (8) h, $t_{1/2}$ 10–28 h, 30 h (Nortriptylin)
  - Überwiegender Abbau durch CYP3A4 zum aktiven Metaboliten Nortriptylin, weitere am Metabolismus beteiligte Enzyme: CYP1A2, -2C9, -2C19, -2D6 und -3A4, P-Glykoprotein, UDP-Glucuronosyl-Transferase

  ┌─ **Darreichungsformen** ─────────────

  - 25-, 50- und 75-mg-Retard-Kapseln
  - 10-, 25- und 50-mg-Tabletten
  - 40-mg/ml-Lösung zum Einnehmen
  - 2-ml-Injektionslösung

- ■ **Indikationen**
- — *Enuresis nocturna ab 6 Jahren, wenn eine organische Ursache ausgeschlossen wurde und mit allen anderen (nicht) medikamentösen Maßnahmen kein Ansprechen erzielt wurde.*
- — Depressive Erkrankungen
- — Langfristige Schmerzbehandlung
- — Chronische Spannungskopfschmerzen
- — Migräne
- — Neuropathische Schmerzen

- ■ **Dosierung**
- — Enuresis nocturna: 10–20 mg/Tag (6–10 Jahre), 25–50 mg/Tag ($\geq$ 11 Jahren), jeweils abends 1–1,5 h vor dem Schlafengehen
- — Depression: 2 x 25 mg/Tag → 150 (300) mg/Tag

- ■ **Unerwünschte Arzneimittelwirkungen**
- — **Sehr häufig**
  Gewichtszunahme
  Aggression
  Benommenheit, Schwindel, Sprachstörungen, Tremor
  Akkomodationsstörungen
  Tachykardie, Herzrhythmusstörungen
  Hypotonie, orthostatische Dysregulation
  Verstopfte Nase, Mundtrockenheit, Obstipation
  Passageres Ansteigen der Leber-Enzymaktivitat
  Schwitzen, Müdigkeit
- — **Häufig**
  Innere Unruhe, Libidoverlust bzw. Impotenz
  Hautausschläge, Miktionsstörungen, Durstgefühl

- **Klinische Hinweise**

[+] Mit der Lösung bei Kindern feine und individuell flexible Dosistitrierung möglich.

[−] Gemäß der „S2k-Leitlinie zur „Enuresis und nicht-organischen (funktionellen) Harninkontinenz bei Kindern und Jugendlichen" (Stand 02.12.2015) ist die Apparative Verhaltenstherapie mit Klingelgerät oder -matte das Mittel der 1. Wahl; die **Pharmakotherapie** ist **2. Wahl.**

[−] Gemäß der nicht mehr gültigen S3-Leitlinie „Behandlung von depressiven Störungen bei Kindern und Jugendlichen" (Stand: 01.07.2013) sollen Jugendliche eine Psychotherapie (kognitiv-verhaltenstherapeutische oder interpersonelle) erhalten. Eine Pharmakotherapie ist Mittel der 2. Wahl; **trizyklische Antidepressiva sollen nicht eingesetzt werden.**

❗ Cave!
- Geringe Überdosierungssicherheit
- Um **Long-QT-Syndrom** auszuschließen → Vor Beginn einer Medikation körperlich-neurologische Untersuchung und EKG durchführen sowie Familienanamnese hinsichtlich Herz-Kreislauferkrankungen erheben.
- Bei **verlängerter QTc-Zeit** → Kontraindikation
- Engmaschige Verlaufskontrollen bei Eindosierung inkl. EKG (langer Streifen) → ◘ Tab. A.3

Dexamphetamin (Dexamfetamin)

- ᴅ-Enantiomer von Amphetamin,
- Psychostimulanz, zentral wirkendes Sympathomimetikum

- Dopamin- und Noradrenalin-Wiederaufnahme-Hemmer; zusätzlich nicht-exozytotische Transporter-vermittelte Freisetzung von Dopamin und Noradrenalin
- t_{max} im Mittel 1,5 h, $t_{1/2}$ im Mittel 10 h (8,9–12,5)
- Bei normalem pH des Urins, unveränderte, renale Ausscheidung (30–40 % der Dosis), die bei saurem Urin erhöht ist.
- Metabolisierung durch CYP2D6 zu pharmakologisch aktiven Metaboliten para-Hydroxy-Amphetamin und Noradrenalin.

Darreichungsformen

- 5-, 10- und 20-mg-Tabletten

- **Indikationen**
- *ADHS bei Kindern und Jugendlichen im Alter von 6–17 Jahren, wenn Behandlung mit Methylphenidat unzureichend war*

- **Dosierung**
- 5–10 mg/Tag, einmalig oder in 2 Dosen → 20 (40) mg/Tag, schrittweise Dosiserhöhung um wöchentlich 5 mg/Tag

- **Unerwünschte Arzneimittelwirkungen**
- **Sehr häufig**
  Verminderter Appetit, verringerte Gewichts- und Größenzunahme bei längerer Anwendung bei Kindern Schlaflosigkeit, Nervosität
- **Häufig**
  Arrhythmien, Palpitationen, Tachykardie Abdominalschmerzen, Übelkeit, Erbrechen, trockener Mund

Veränderung des Blutdrucks und der Herzfrequenz
(gewöhnlich Erhöhung)

Arthralgie

Schwindel, Dyskinesie, Kopfschmerzen, Hyperaktivität

Abnormes Verhalten, Aggressivität, Erregungs- und Angstzustände, Depression, Reizbarkeit

- ▪ Klinische Hinweise
- [+] Gemäß der S3-Leitlinie „Aufmerksamkeitsdefizit-/
  Hyperaktivitätsstörung (ADHS) im Kindes-, Jugend- und
  Erwachsenenalter" (Stand: 02.05.2017) ist Dexamphetamin
  eine mögliche Option in der Behandlung der ADHS,
  jedoch sollte der aktuelle Zulassungsstatus beachtet
  werden.
- [+] Rascher Wirkungseintritt
- [+] Geringes Potenzial für pharmakokinetisch bedingte
  Wechselwirkungen
- [+] Bei bestimmungsgemäßer Einnahme ist die Arzneimittel-
  sicherheit hoch und das Risiko für UAWs gering. In der
  Regel treten die UAWs dosisabhängig auf.
- [+] Kann mit Lisdexamphetamin kombiniert werden. Z. B.,
  wenn morgens für die Schule stärkere Wirkung erwünscht
  wird oder höhere Dosis Lisdexamphetamin Einschlaf-
  probleme verursacht oder wenn Lisdexamphetamin-
  Wirkung zu früh am Nachmittag nachlässt.
- [−] Unterliegt der BtMVV

🛑 Cave!
- ▬ Missbrauchs-Risiko potenziell höher als unter
  Lisdexamphetamin
- ▬ Bei **Überdosierung** → häufig Zunahme von
  Reizbarkeit und latent aggressivem Verhalten,

Tachykardie, Schwitzen → Dosis so niedrig wie
möglich, so hoch wie nötig

- Bedenken bezüglich der **kardiovaskulären
Sicherheit** → Abklärung hinsichtlich
vorbestehender kardiovaskulärer Erkrankungen
(auch in der Herkunftsfamilie), Auswahl der
geeigneten Medikation und Maßnahmen zur
Überwachung der Therapie → Vor einer Therapie
Blutdruck- und Herzfrequenz-Kontrolle, EKG
(siehe ◘ Tab. A.3)

- Da Appetit, **Gewicht und Größenwachstum**
beeinflusst werden können → Regelmäßige
Kontrolluntersuchungen von Gewicht, Größe
sowie von Wachstumskurven empfohlen
(siehe ◘ Tab. A.3)

- **Absetzung** oder **Dosisreduktion** nach
längerfristiger Anwendung → Kann zu
Entzugssymptomen wie dysphorische
Gestimmtheit, Abgeschlagenheit, lebhafte
und unangenehme Träume, Insomnie
oder Hypersomnie, Appetitzunahme,
psychomotorische Verlangsamung und
Agitation, Anhedonie und Verlangen nach dem
Arzneimittel, führen

- Natriumhydrogencarbonat (Trivialname Natron),
das in Backpulver und Brausepulver vorkommt,
alkalisiert den Magen und erhöht die Resorption
und infolgedessen den Blutspiegel von
Amphetamin. → Sollte vermieden werden

Aripiprazol

— Antipsychotikum der 3. Generation
— Partieller Agonist des Dopamin-D_2-Rezeptors und
  des Serotonin-5-HT_{1A}-Rezeptors; Serotonin-5-HT_{2A}-
  Rezeptorantagonist; mäßige Affinität zu adrenergen α_1-,
  Histamin-H_1-, Serotonin-5-HT_6- und -5-HT_7-Rezeptoren
— t_{max} 3–5 h, $t_{1/2}$ 60–80 h
— Metabolismus vorwiegend durch CYP3A4 und -2D6

> **Darreichungsformen**
>
> — 5-, 10-, 15-, 20- und 30-mg-Tabletten
> — 10-, 15- und 30-mg-Schmelztabletten
> — 1-mg/ml-Lösung zum Einnehmen
> — 7,5-mg/ml-Lösung zur Injektion

■ **Indikationen**
— *Schizophrenie bei Jugendlichen ab 15 Jahren* (nur für
  Tabletten)
— *Mäßige bis schwere manische Episoden der Bipolar-I-Störung
  bis 12 Wochen Behandlungsdauer ab 13 Jahren* (nur für
  Tabletten)
— Prävention einer neuen manischen Episode bei Patienten,
  die überwiegend manische Episoden hatten und deren
  manische Episoden auf die Behandlung mit Aripiprazol
  ansprachen
— Tic-Störungen
— Verhaltensstörungen bei Intelligenzminderung und früh-
  kindlichem Autismus (Reizbarkeit, Explosibilität, Unruhe,
  Stereotypien)
— Anorexie (paranoide Verfestigung, Rigidität)

- Persönlichkeitsstörungen (paranoide Anteile)
- Zwangsstörungen (Augmentation des Antidepressivums)

■ **Dosierung**

Tabletten
- Schizophrenie: Es muss die niedrigst mögliche Dosierung
  (= zufriedenstellende antipsychotische Wirkung bei
  geringstmöglichen UAWs) sowohl für die Akutbehandlung
  als auch für Rückfallprophylaxe bestimmt werden.
  1 x 2 mg/Tag für 2 Tage → 1 x 5 mg/Tag (Tag 3 und
  4) → 10 mg/Tag → 30 mg/Tag, in 5-mg-Schritten
- Prävention manischer Episoden: 10 mg/Tag → 30 mg/Tag, in
  5-mg-Schritten
- Tic-Störungen: 2 mg/Tag → 20 mg/Tag, langsame Steigerung
  alle 3–5 Tage
- Anorexie: besonders vorsichtig eindosieren, oft 2–5 mg/Tag
  ausreichend
- Sonstige Indikationen: oft niedrige Dosierung 2–5 mg/Tag
  ausreichend
- Augmentation: Mittels TDM Titrierung gemäß Serum-
  spiegeln aller Substanzen (siehe ◘ Tab. A.5)

I.m.-Gabe
- Schizophrenie: 9,75 mg (1,3 ml); mind. 2 h Abstand
  zwischen den Injektionen, max. 3 Injektionen bzw. 30 mg
  Gesamtdosis/Tag

■ **Unerwünschte Arzneimittelwirkungen**
- **Häufig**
  Ruhelosigkeit, Schlaflosigkeit, Angstgefühl
  EPS, Akathisie, Tremor, Schwindel, Schläfrigkeit, Sedierung,
  Kopfschmerzen, Abgeschlagenheit
  Verschwommensehen

Dyspepsie, Erbrechen, Übelkeit, Verstopfung, Speichelüberproduktion

Diabetes mellitus

- ■ **Klinische Hinweise**
- [+] Gemäß der S3-Leitlinie „Schizophrenie" (Stand 15.03.2019), die für die gesamte Lebensspanne Gültigkeit hat, wird die **Anwendung** von Aripiprazol aufgrund positiver Wirksamkeitsnachweise **empfohlen.**
- [+] Bester Einnahmezeitpunkt abhängig davon, ob Patient primär mit Aktivierung (dann morgens) oder Müdigkeit (dann abends) reagiert.
- [+] Relative **Gewichts- und metabolische Neutralität,** daher auch als Add-on bei stärker gewichtssteigernden Antipsychotika zu erwägen, um deren Dosis und somit den Gewichtseffekt zu reduzieren.
- [+] Wegen eher aktivierendem Anteil **bei Negativsymptomen** relevant, klinische Studien zeigten hier gute Effekte (z. T. Dosierungen bis 30 mg/Tag).
- [+] Geringes Risiko für sexuelle Dysfunktionen
- [+] Geringes Risiko für kardiale UAWs
- [+] Keine Erhöhung des Prolaktin-Spiegels
- [+] **Bei Tic-Störungen** wie Risperidon 2. Wahl nach Tiaprid. Einsatz kontinuierlich, nicht als Bedarf, jedoch Dosisanpassung an Verlaufsfluktuationen; Auftreten von EPS statistisch seltener.

🛑 Cave!
- ━ **Zulassung nur für Kurzzeitbehandlung (12 Wochen!) bei Bipolar-I-Störung → „Off-label"-Behandlung > 12 Wochen**
- ━ **Kann mitunter stark aktivieren/Unruhe auslösend wirken → Einsatz unter engmaschiger Beobachtung**

- Dosisabhängiges Risiko für EPS, seltener
  vorkommend als unter Risperidon
- Bei Auftreten von Akathisie → siehe ◻ Tab. A.6

Atomoxetin

- Nicht-Psychostimulanz, zentral wirkendes
  Sympathomimetikum
- Selektiver Noradrenalin-Wiederaufnahme-Hemmer; keine/
  geringe Affinität zu anderen Rezeptoren
- t_{max} 1–2 h, $t_{1/2}$ im Mittel 3,6 h, 21 h (mit reduzierter
  CYP2D6-Aktivität = *Poor metaboliser*, ca. 7 % der
  kaukasischen Bevölkerung)
- Überwiegender Abbau durch CYP2D6 und -2C19 in
  Metabolite, die schnell durch Glucuronidierung in inaktive
  Metabolite verstoffwechselt werden.

Darreichungsformen

- 10-, 18-, 25-, 40-, 60-, 80- und
  100-mg-Filmtabletten und -Hartkapseln
- 4-mg/ml-Lösung zum Einnehmen

- Indikationen
- *ADHS ab 6 Jahren*
- Aggression bei Patienten mit ADHS und autistischen
  Störungen
- Störung des Sozialverhaltens mit komorbider ADHS
- Tic-Störungen mit komorbider ADHS
- Autismus-Spektrum-Störungen mit komorbider ADHS

- **Dosierung**
- ADHS, Tic- und Autismus-Spektrum-Störungen:
  0,5 mg/kg KG/Tag (Kinder und Jugendliche ≤ 70 kg KG), in
  der Regel morgens, mind. 7 Tage beibehalten → 0,8–1,2 mg/
  kg KG/Tag, schrittweise Dosiserhöhung
  40 mg/Tag (Kinder und Jugendliche > 70 kg/KG), mind.
  7 Tage beibehalten → 80 (100) mg/Tag, schrittweise
  Dosiserhöhung
- Aggression, Störung des Sozialverhaltens: wie bei
  ADHS → 1,8 mg/kg KG/Tag

- **Unerwünschte Arzneimittelwirkungen**
- **Sehr häufig**
  Verminderter Appetit
  Kopfschmerzen, Schläfrigkeit
  Abdominale Schmerzen, Erbrechen, Übelkeit
  Erhöhter Blutdruck, erhöhte Herzfrequenz
- **Häufig**
  Anorexie (Appetitlosigkeit)
  Reizbarkeit, Stimmungsschwankungen, Schlaflosigkeit,
  Agitiertheit, Angst, Depression und depressive Ver-
  stimmung, Tics
  Schwindel, Mydriasis
  Verstopfung, Dyspepsie
  Dermatitis, Pruritus, Hautausschlag
  Müdigkeit, Lethargie, Brustschmerzen
  Gewichtsverlust

- **Klinische Hinweise**
- [+] Gemäß der S3-Leitlinie „Aufmerksamkeitsdefizit-/
  Hyperaktivitätsstörung (ADHS) im Kindes-, Jugend- und
  Erwachsenenalter" (Stand: 02.05.2017) ist Atomoxetin eine
  mögliche Option in der Behandlung der ADHS.
- [+] Unterliegt nicht der BtMVV

[+] Bei Gefahr von Substanz-Missbrauch durch den Patienten oder auch im Umfeld des Patienten, Adhärenz-Problemen bei Methylphenidat oder wenn eine Wirksamkeit über 24 h notwendig is → Medikation der 1. Wahl

[+] Bei Autismus-Spektrum-Störungen mit komorbider ADHS sinnvoll, da sowohl hyperaktiv-impulsive Symptome als auch Unaufmerksamkeit gebessert werden.

[+] Gute Verträglichkeit, die UAWs treten meist nur vorübergehend auf.

[–] Unwirksam in klinischer Studie bei der Behandlung einer ADHS-Symptomatik bei intelligenzgeminderten Kindern und Jugendlichen.

❶ Cave!
- Die **klinische Wirkung** tritt nicht sofort nach der ersten Dosis ein, sondern entwickelt sich in der Regel erst **nach mehrwöchiger** regelmäßiger **Einnahme.** Zwischen 3 und 7 Wochen ist eine erste Verbesserung sichtbar, die volle Wirkung wird gewöhnlich nach 12 Wochen erreicht.
- Bei **Überdosierung** oder zu schneller Aufdosierung kann es zu ausgeprägter Müdigkeit, aber auch zu Reizbarkeit und latent aggressivem Verhalten kommen. → Beginn mit niedriger Dosierung von 10 mg
- Erhöhtes Risiko für **suizidales Verhalten** (Suizidgedanken und Suizidversuche) in klinischen Studien → Häufigere Untersuchungen bezüglich suizidaler Symptome vor allem zu Beginn der Behandlung
- Kann Schwindel und Schläfrigkeit verursachen → Patienten vor diesen UAWs

warnen und hinweisen, dass diese einen Einfluss haben auf die Fähigkeit, Fahrzeuge zu führen, Maschinen zu bedienen oder Rad zu fahren.
- Kardiovaskuläre Effekte kasuistisch berichtet → Blutdruck-und Puls-Kontrollen, gegebenenfalls EKG
- Wird hauptsächlich durch CYP2D6 metabolisiert → In der Kombination mit Pharmaka, die dieses Enzym hemmen oder induzieren sind klinisch relevante pharmakokinetische Wechselwirkungen zu erwarten, die eine Dosisanpassung notwendig machen könnte (siehe ◘ Tab. A.7). → TDM!

Baldrian-Trockenwurzelextrakt

- Phytopharmakon, pflanzliches Hypnotikum/Sedativum
- Die klinischen Effekte können nicht einzelnen Inhaltsstoffen zugeordnet werden.
- Keine pharmakinetischen Daten verfügbar

Darreichungsformen

- z. B. Tablette mit 450-mg-Trockenextrakt aus Baldrianwurzel (3–6:1); Auszugsmittel: Ethanol 70 % (V/V)

- Indikationen
- *Leichte nervöse Anspannung und Schlafstörungen bei Patienten ab 12 Jahren*

■ **Dosierung**

– Beruhigung: 3-mal 450 mg/Tag
– Schlafstörungen: 450 mg, 30 min bis 1 h vor Schlafengehen

■ **Unerwünschte Arzneimittelwirkungen**

Es können gastrointestinale Symptome (z. B. Übelkeit, Bauch-krämpfe) auftreten, deren Häufigkeit nicht bekannt ist.

■ **Klinische Hinweise**

[+] Gute Verträglichkeit
[+] Kein Abhängigkeitspotential
[–] Gemäß der S1-Leitlinie „Nichtorganische Schlafstörungen"
(Stand 01.07.2018) soll eine medikamentöse Therapie bei
Kindern und Jugendlichen nur nach Ausschöpfung ver-
haltenstherapeutischer Interventionen („Schlafhygiene")
und nur zur vorübergehenden Entlastung über wenige
Wochen eingesetzt werden.
[–] Verkürzung der Einschlaflatenz und eine Verbesserung der
Schlafqualität wurde in einigen, aber nicht allen klinischen
Studien. An Erwachsenen gezeigt; Datenlage bei Kinder
und Jugendlichen spärlich.

❶ **Cave!**

– **Standardisierung und Qualitätsaspekte**
spielen im Zusammenhang mit Baldrian-
Extrakten eine wichtige Rolle, da verschiedene
Präparate aufgrund der unterschiedlichen
Zusammensetzung von Baldrian-Bestandteilen
unterschiedliche Ergebnisse in Bezug auf die
Wirksamkeit erbringen können. → Nur Präparate
verwenden, die zugelassen und apothekenpflichtig sind.

Bupropion

- Antidepressivum mit antriebssteigernder Wirkung
- Dopamin- und Noradrenalin-Wiederaufnahme-Hemmer, geringe Affinität zu anderen Rezeptoren
- t_{max} ca. 5 h (Bupropion), 7 h (Hydroxy-Bupropion), 8 h (Threohydro-Bupropion und Erythrohydro-Bupropion); $t_{1/2}$ ca. 20 h (Bupropion und Hydroxy-Bupropion), 37 h bzw. 33 h (Threohydro-Bupropion und Erythrohydro-Bupropion)
- Metabolismus vorwiegend durch CYP2B6 in aktive Metaboliten Hydroxy-Bupropion, Threohydro-Bupropion und Erythrohydro-Bupropion

> **Darreichungsform**
> - 150 und 300-mg-Tabletten

- Indikationen
- Episoden einer depressiven Erkrankung
- Entwöhnungsbehandlung bei Nikotinabhängigkeit in Verbindung mit unterstützenden motivierenden Maßnahmen

- Dosierung
- Depression: 150 mg/Tag morgens → 300 mg/Tag

- Unerwünschte Arzneimittelwirkungen
- **Sehr häufig**
  Schlaflosigkeit
  Kopfschmerzen
  Mundtrockenheit, gastrointestinale Störungen einschließlich Übelkeit und Erbrechen
- **Häufig**
  Überempfindlichkeitsreaktionen wie Urtikaria
  Appetitlosigkeit

Agitiertheit, Angst
Zittern, Schwindel, Geschmacksstörungen
Sehstörungen
Tinnitus
Erhöhter Blutdruck (manchmal schwerwiegend), Gesichts-
röte
Bauchschmerzen, Obstipation
Hautausschlag, Juckreiz, Schwitzen
Fieber, Brustschmerzen, Asthenie

- **Klinische Hinweise**
[+] Kann bei mangelnder Wirkung eines SSRI in Kombination
    mit einem SSRI oder als Monotherapie verwendet
    werden. → Gute Verträglichkeit
[+] Nicht-sedierend → Mögliche Vorteile bei anhedon/
    gehemmt-depressiven Patienten
[+] Keine Gewichtszunahme
[+] Keine Prolaktin-Erhöhung → Im Vergleich zu anderen
    Antidepressiva geringes Risiko für die Entwicklung
    sexueller Funktionsstörungen
[–] Gemäß der nicht mehr gültigen S3-Leitlinie „Behandlung
    von depressiven Störungen bei Kindern und Jugendlichen"
    (Stand: 01.07.2013) sollen Jugendliche eine Psychotherapie
    (kognitiv-verhaltenstherapeutische oder interpersonelle)
    erhalten. Eine Pharmakotherapie ist Mittel der 2. Wahl;
    Evidenz für Wirksamkeit von Bupropion nicht gegeben.

🛑 Cave!
- **Erst** treten ggf. die meist innerhalb 14 Tagen
  vorübergehenden UAWs auf, **danach** die
  gewünschte Wirkung. → Gut vorher aufklären
  wegen Adhärenz!

- **Kontraindikationen:** Bulimie, Anorexia nervosa, epileptische Anfälle aktuell oder in der Vorgeschichte, Tumor im ZNS, Alkohol- oder Medikamentenentzug
- Besondere Vorsicht bei Vorliegen von prädisponierenden Faktoren, die das Risiko für **Krampfanfälle** erhöhen.
- Letalität bei Überdosierungen höher als unter SSRIs
- Bei Patienten mit Disposition für eine bipolare Erkrankung ist unter Bupropion das Risiko für das Auftreten einer manischen Episode erhöht.

Buspiron

- Anxiolytikum mit von Benzodiazepinen abweichendem Wirkmechanismus und verzögertem Wirkeintritt (2–4 Wochen)
- Agonist an präsynaptischen und Partialagonist an postsynaptischen Serotonin-5-HT$_{1A}$-Rezeptoren
- t_{max} 60–90 min (Muttersubstanz und aktiver Metabolit 1-[2-Pyrimidinyl]-Piperazin), $t_{1/2}$ 2–3 h (Muttersubstanz), 6 h (Metabolit)
- Weitgehende Metabolisierung durch CYP3A4

Darreichungsformen

- 5- und 10-mg-Tabletten

- Indikationen
- Symptomatische Behandlung von Angstzuständen mit den Leitsymptomen Angst, innere Unruhe, Spannungszustände

- **Dosierung**
- 5 mg 3-mal/Tag → 15–60 mg/Tag

- **Unerwünschte Arzneimittelwirkungen**

In klinischen Studien mit Buspiron wurden im Vergleich
zu Plazebo-behandelten Patienten nur Schwindel, Kopfschmerzen, Nervosität, Benommenheit, Übelkeit, Aufregung
und Schwitzen/feucht-kalte Empfindungen berichtet.

- **Häufig**

    Albträume, Zorn, Feindseligkeit

    Verwirrtheit, Schläfrigkeit, Taubheitsgefühl, Miss-
    empfindungen (z. B. Kribbeln, Prickeln), Koordinations-
    störungen, Tremor, Kopfschmerzen

    Verschwommensehen

    Ekzeme, Schwitzen, feuchte Hände

    Nichtspezifische Brustschmerzen, Dyspnoe, Tinnitus, Hals-
    entzündung, verstopfte Nase, Muskelschmerzen

- **Klinische Hinweise**

[+] Wird in internationalen Leitlinien als Monotherapie
    oder in Kombination mit SSRIs zur Therapie von **Angst-
    erkrankungen** im Kindes- und Jugendalter **empfohlen**,
    obwohl in Plazebo-kontrollierten Doppelblindstudien
    bei Kindern und Jugendlichen mit generalisierter Angst-
    störung keine Wirksamkeit nachgewiesen wurde.

[+] Ist bei Kindern und Jugendlichen mit Angsterkrankungen
    gut verträglich.

[+] Keine Hinweise auf hypnotisch-sedative,
    muskelrelaxierende, antikonvulsive, alkoholpotenzierende
    und abhängigkeitserzeugende Wirkungen

[+] Geringes Risiko für sexuelle Dysfunktion

[–] Bei der Behandlung von Angststörungen ist eine
    medikamentöse Behandlung nur 2. Wahl und erst dann
    gerechtfertigt, wenn Psychoedukation, Psychotherapie

und soziotherapeutische Maßnahmen nicht hinreichend
hilfreich waren. Aufgrund der Studienlage gibt es keine
hinreichende Evidenzen für eine Wirksamkeit bei Angsterkrankungen.

🛑 Cave!
   — **Absolute Kontraindikationen:** schwere Leber-
     oder Nierendysfunktion, Anfallsleiden in der
     Vorgeschichte, Myasthenia gravis, akutes
     Engwinkelglaukom

Carbamazepin

— Antiepileptikum mit stimmungsstabilisierender Wirkung
— Primäre Hemmung spannungsabhängiger Na^+-Kanäle;
  Reduktion der Fähigkeit von Neuronen, Salven hochfrequenter Aktionspotentiale abzufeuern
— t_{max} 4–16 h (selten 35 h, Erwachsene je nach Darreichungsform), 4–6 h (Kinder); $t_{1/2}$ ca. 36 h (18–65 h) nach Einzelgabe, 10–20 h nach Dauertherapie; bei Kindern $t_{1/2}$-Werte
  generell kürzer als bei Erwachsenen
— Metabolismus vor allem durch CYP3A4, das durch
  Carbamazepin gehemmt wird; es wurden 7 Metabolite
  identifiziert, darunter das therapeutisch wirksame
  Carbamazepin-10,11-Epoxid (0,1–2 %).

  Darreichungsformen

   — 200- und 400-mg-Tabletten
   — 200-, 300-, 400- und 600-mg-Retardtabletten
   — 20-mg/ml-Saft zum Einnehmen
   — 20-mg/ml-Suspension zum Einnehmen

- ▪ **Indikationen**
- – Prophylaxe manisch-depressiver Phasen, wenn Therapie mit Lithiumsalzen versagt hat bzw. schnelle Phasenwechsel erlebt wurden und mit Lithiumsalzen nicht behandelt werden kann
- – Einfach-fokale, komplex-fokale und generalisiert tonisch-klonische Anfälle
- – Aggressivität, Impulsivität und Autoaggressivität bei assoziierten EEG-Auffälligkeiten, Epilepsie, phasischen Stimmungsschwankungen, Manie, familiärer Häufung bipolaren Erkrankungen
- – Aggressives Verhalten (wenn andere medikamentöse Strategien gescheitert sind)
- – Prophylaxe gegen Entzugskrämpfe bei Alkoholentgiftung
- – Trigeminusneuralgie

- ▪ **Dosierung**
- – Manisch-depressive Erkrankungen: 200–400 mg/ Tag → 800 mg/Tag in 3–4 Gaben
- – Epilepsie:
  5–10 mg/kg KG/Tag (= 100–200 mg), in 2 Gaben unretardiert oder retardiert 1-mal am Abend (Kinder) → 20–25 mg/kg KG//Tag (= 200–1200 mg), in 3–5 Gaben unretardiert oder retardiert 1-mal am Abend
  5–10 mg/kg KG/Tag (= 200–300 mg), in 2 Gaben unretardiert oder retardiert 1-mal am Abend (Jugendliche) → 15–20 mg/kg KG/Tag (=600–1200 mg), in 3–5 Gaben unretardiert oder retardiert 1-mal am Abend
- – Aggressives Verhalten: Dosierungen im Bereich der antiepileptischen Therapie, je nach KG 200–1200 mg/Tag

- ▪ **Unerwünschte Arzneimittelwirkungen**
- – **Sehr häufig**
  Leukopenie

Schwindel, Ataxie (ataktische und zerebellare Störungen),
Somnolenz, Sedierung, Schläfrigkeit
Übelkeit, Erbrechen
Allergische Hautreaktionen mit und ohne Fieber, wie z. B.
Urtikaria
Erschöpfung, Anstieg der γ-GT-Werte
- **Häufig**
Thrombozytopenie, Eosinophilie
Hyponatriämie, die gelegentlich zu Flüssigkeits-
retention, Ödem, Gewichtszunahme und verminderter
Plasmaosmolalität und selten zu Wasserintoxikation mit
Erbrechen, Kopfschmerz, Verwirrung, Lethargie und
anderen neurologischen Anomalien führt.
Doppelbilder, Akkommodationsstörungen (z. B. Ver-
schwommensehen)
Appetitlosigkeit, Mundtrockenheit
Anstieg der alkalischen Phosphatase

- **Klinische Hinweise**
[+] Gute Effekte bei der Behandlung von Aggressivität im
    Rahmen bipolarer Erkrankungen und bei epileptischen
    Anfallsleiden
[+] Symptomatische Behandlung isolierter Aggressivität (2.
    Wahl)
[+] Mittel der 1. Wahl bei einfach-fokalen und
    komplex-fokalen Anfällen
[–] Es gibt keine randomisierte, Plazebo-kontrollierte Doppel-
    blindstudien bei bipolaren Störungen im Kindes- und
    Jugendalter. Aufgrund von UAWs wie Sedierung und dem
    hohen Risiko für Wechselwirkungen sollte es nicht in
    dieser Indikation eingesetzt werden.
[–] Wird zunehmend durch Oxcarbazepin aufgrund besserer
    Verträglichkeit ersetzt.

❶ Cave!

- Bei Kindern unter 6 Jahren → Verordnung nur nach strenger Nutzen-Risiko-Abwägung
- Dosisreduktion und Absetzung frühestens nach 2–3-jähriger Anfallsfreiheit, schrittweise über 1–2 Jahre
- Bei hämatologischen Erkrankungen, gestörtem Na^+-Stoffwechsel, schweren Herz-, Leber- und Nierenfunktionsstörungen → Nur nach strenger Nutzen-Risiko-Abwägung und entsprechenden Vorsichtsmaßnahmen
- Kontraindikationen: Knochenmarksschädigung, Knochenmarksdepression in der Vorgeschichte, atrioventrikulärer Block, akuter intermittierender Porphyrie
- **Schwangerschaft:** Teratogenität, Spina bifida (v. a. in Kombination mit Valproinsäure)
- CYP3A4-Induktoren/Inhibitoren (siehe ◘ Tab. A.7 im Serviceteil) können Carbamazepin-Metabolismus erhöhen/senken und dadurch zu einer Verringerung/Erhöhung der therapeutischen Wirkung führen. → TDM indiziert!

Cariprazin

- Antipsychotikum der 3. Generation
- Partieller Agonist an Dopamin-D_2- und -D_3- sowie Serotonin-5-HT_{1A}-Rezeptoren; Antagonist an Serotonin-5-HT_{2A}- und -5-HT_{2B}- sowie Histamin-H_1-Rezeptoren

- t_{max} 3–8 h, $t_{1/2}$ 31,6–68,4 h (Muttersubstanz), 1 Woche (Muttersubstanz + aktive Metaboliten)
- Abbau vor allem durch CYP3A4

  Darreichungsformen

  - 1,5-, 3-, 4,5- und 5-mg-Hartkapseln

- **Indikationen**
- Schizophrenie
- Akutbehandlung manischer und gemischter Episoden bei Bipolar-I-Störung (nur Zulassung durch FDA)

- **Dosierung**
- Schizophrenie: Es muss die niedrigst mögliche Dosierung (= zufriedenstellende antipsychotische Wirkung bei geringstmöglichen UAWs) sowohl für die Akutbehandlung als auch für Rückfallpropyhlaxe bestimmt werden: 1,5 mg/Tag → 6 mg/Tag, schrittweise Erhöhung um 1,5 mg/Tag

- **Unerwünschte Arzneimittelwirkungen**
- **Sehr häufig**
  Akathisie, Parkinsonismus
- **Häufig**
  Gewichtszunahme, verminderter Appetit, Appetitsteigerung, Dyslipidämie
  Angst, Schlafstörungen
  Sedierung, Schwindelgefühl, Dystonie, sonstige extra-pyramidale Erkrankungen und Bewegungsstörungen
  Tachyarrhytmie, Hypertonie
  Übelkeit, Obstipation, Erbrechen
  Leberenzyme erhöht, Kreatininphosphokinase im Blut erhöht
  Ermüdung, Verschwommensehen

■ **Klinische Hinweise**

[+] In randomisierter, Plazebo-kontrollierter Doppelblindstudie **Wirksamkeit** bei vorwiegenden **Negativsymptomen**
und Überlegenheit gegenüber Risperidon nachgewiesen.

[+] Im Vergleich zu anderen Antipsychotika der 2. und 3.
Generation **geringeres Risiko** für das Auftreten sexueller
Dysfunktion, QTc-Zeit-Verlängerung, Hperprolaktinämie,
Gewichtszunahme sowie metabolischer und sedierender
UAWs

🛇 **Cave!**

━ Sehr lange $t_{1/2}$ → Notwendigkeit des Monitorings
von Wirksamkeit und UAWs bei Beginn und jeder
Dosisänderung

Chlorprothixen

━ Niedrigpotentes Antipsychotikum der 1. Generation mit
vorwiegend sedierender Wirkung in niedrigen Dosierungen

━ Mittelaffiner Dopamin-D_1- und -D_2-Rezeptorantagonist,
hohe Affinität zu serotonergen 5-HT_2- und muscarinergen
ACh-Rezeptoren, geringe Affinität zum histaminergen H_1-
und adrenergen α_1-Rezeptor

━ t_{max} 1–4 h, $t_{1/2}$ 8–12 h

━ Metabolismus v. a. durch CYP3A4 und -2D6

Darreichungsformen

━ 15-, 50- und 100-mg-Filmtabletten

━ 15-und 50-mg-Dragees

━ 20-mg/ml-Suspension zum Einnehmen

- ■ **Indikationen**
- ▬ Dämpfung psychomotorischer Unruhe und Erregungs-
  zustände im Rahmen psychotischer Syndrome und mani-
  former Syndrome
- ▬ Aggressive Gespanntheit und Impulskontrollstörungen
- ▬ Selbstverletzendes Verhalten, Suizidalität, Schneidedruck
- ▬ Angststörungen
- ▬ Schlafstörungen
- ▬ Alkoholentzugssyndrome

- ■ **Dosierung**
- ▬ Dämpfung psychomotorischer Unruhe und Erregungszustände:
  0,5–1 mg/kg KG/Tag (Kinder) → 1–3 mg/kg KG/Tag,
  langsam aufdosieren; 3–4 Gaben von 15–30 mg/Tag häufig
  ausreichend
  > 150 (−800) mg/Tag (Jugendliche) unter stationären
  Bedingungen möglich
- ▬ Aggressive Gespanntheit und Impulskontrollstörungen:
  50 mg i.m./p.o. 2–4 Gaben/Tag (akute Therapie)
  1 mg/kg KG/Tag in 3–4 Gaben (längerfristige Therapien
  Kinder < 14 Jahre)
- ▬ Selbstverletzendes Verhalten, Suizidalität, Schneidedruck:
  50 mg i.m./p.o., 2–4 Gaben/Tag
- ▬ Akutbehandlung Angststörungen: Einmalgaben bei Bedarf
  0,5–1 mg/kg KG bzw. 15–50 mg/Tag
- ▬ Schlafstörungen:
  0,5–1 mg/kg KG/Tag (Kinder < 14 Jahre) = 20–25 mg bzw.
  15–50 mg ½ h vor dem Schlafengehen als Einmalgabe
  > 150 (−800) mg/Tag (Jugendliche) unter stationären
  Bedingungen möglich

■ **Unerwünschte Arzneimittelwirkungen**

Unter niedrigen Dosierungen (15–30 mg täglich) treten UAWs vergleichsweise selten bzw. geringer ausgeprägt sowie meist nur vorübergehend auf.

▬ **Sehr häufig**

Hypotonie, orthostatische Dysregulation, Herzfrequenz-anstieg

Müdigkeit, Verlängerung der Reaktionszeit, Benommenheit, Schwindelgefühle, Gewichtszunahme, Miktionsstörungen, Störungen der Speichelsekretion, vermindertes Schwitzen, Obstipation, Sprechstörungen

▬ **Häufig**

Vorübergehende Leberfunktionsstörungen

Störungen der Erregungsausbreitung und -rückbildung am Herzen

Mundtrockenheit

■ **Klinische Hinweise**

[+] Im Vordergrund steht die **sedierende Wirkung,** erst in höheren Dosen antipsychotische Wirkung, welche jedoch in den meisten Fällen nicht ausreicht, um akut-psychotische Symptomatik alleine behandeln zu können.

[+] Gemäß der S2k-Leitlinie „Suizidalität im Kindes- und Jugendalter" (Stand: 31.05.2016) kann **bei akuter Suizidali-tät,** in Ergänzung zu kontinuierlicher Überwachung und Betreuung und entlastenden Gesprächsangeboten, vorübergehend zur Entlastung eine sedierende Medikation aus der Gruppe der niedrigpotenten Antipsychotika (z. B. Chlorprothixen) notwendig werden.

[+] V. a. in der Akuttherapie **bei agitiert-aggressiver Sympto-matik** bewährt und eingesetzt

[–] Gemäß der S2k-Leitlinie „Nicht-suizidales selbstverletzendes Verhalten im Kindes- und Jugendalter" (Stand:
20.02.2015) soll ein psychopharmakologische Therapie
nie allein eingesetzt werden und nur dann als Ergänzung
erwogen werden, wenn sich mittels psychotherapeutischer
Verfahren keine Verbesserung von nicht-suizidalem selbstverletzendem Verhalten erreichen lässt. In der Literatur
werden u. a. Therapieversuche mit Antipsychotika
berichtet, jedoch ist die Studienlage nicht ausreichend, um
eine Empfehlung auszusprechen.

[–] Gemäß der S1-Leitlinie „Nichtorganische Schlafstörungen"
(Stand 01.07.2018) soll eine medikamentöse Therapie bei
Kindern und Jugendlichen nur nach Ausschöpfung ver-
haltenstherapeutischer Interventionen („Schlafhygiene")
und nur zur vorübergehenden Entlastung über wenige
Wochen eingesetzt werden.

❗ Cave!
– **Kontraindikationen:** angeborenes
Long-QT-Syndrom oder bekannte sekundäre
QT-Intervallverlängerung, Schwangerschaft,
Stillzeit, ventrikuläre Arrhythmien, Torsades
de Pointes, andere signifikante Herz-Kreislauf-
erkrankungen
– **Vermindertes Reaktionsvermögen** nach
Einnahme möglich
– Kann die Krampfschwelle erniedrigen

Citalopram

– Antidepressivum
– SSRI, keine/geringe Affinität zu
Neurotransmitter-Rezeptoren

- t_{max} 2–4 h, $t_{1/2}$ 33 h (19–45 h)
- Metabolismus zu schwächer aktiven Metaboliten; weitgehend durch CYP2C19 (ca. 60 %), -3A4 (ca. 30 %) und -2D6 (ca. 10 %)

Darreichungsformen

- 10-, 20-, 30- und 40-mg-Tabletten

- **Indikationen**
- Erkrankungen des depressiven Formenkreises
- Prophylaxe neuer Episoden einer unipolaren Depression
- Panikerkrankungen mit und ohne Agoraphobie
- Zwangsstörungen

- **Dosierung**
- Depression:
  morgens 5 mg (Kinder < 12 Jahre) → 20 mg/Tag, alle 2 Wochen 5–10 mg aufdosieren
  5–20 mg/Tag (Jugendliche) → 20 (-30 in Einzelfällen) mg/Tag, als Einmaldosis morgens; alle 2 Wochen aufdosieren in Schritten von 10 mg/Tag
- Panikerkrankungen und Zwangsstörungen:
  Aufdosierung wie bei Depression, eventuell höhere Dosen; bei Zwangserkrankungen 40 mg

- **Unerwünschte Arzneimittelwirkungen**
- **Sehr häufig**
  Schläfrigkeit, Schlaflosigkeit
  Mundtrockenheit, Nausea
  Vermehrtes Schwitzen, Myalgie
- **Häufig**
  Verminderter Appetit; Gewichtsabnahme

Agitation, Verwirrtheit, anomale Träume, Nervosität, Ängst-
lichkeit, Konzentrationsstörungen, Libidoverminderung,
Orgasmusstörungen bei Frauen
Kopfschmerzen, Tremor, Parästhesie, Schwindel, Aufmerk-
samkeitsstörungen
Tachykardie
Gähnen, Rhinits
Diarrhoe, Erbrechen, Obstipation, vermehrter Speichelfluss,
Abdominalschmerzen
Juckreiz; Hautausschlag
Impotenz, Ejakulationsstörungen, Ausbleiben der
Ejakulation, Menorrhagie (starke Regelblutung),
Metrorrhagie (Zwischenblutungen außerhalb der Regel)
Asthenie (Schwäche, Kraftlosigkeit), Erschöpfung, Müdig-
keit, Apathie

- ▪ Klinische Hinweise
- [+] Gute Wirksamkeit und Verträglichkeit
- [+] Gute Überdosierungssicherheit
- [+] Geringes Risiko für Gewichtszunahme
- [+] Wirksamkeit von SSRIs in klinischen Studien bei der
  Behandlung von Zwangserkrankungen im Kindes- und
  Jugendalter nachgewiesen. Aufgrund der guten Verträg-
  lichkeit SSRIs 1. Wahl.
- [–] Gemäß der nicht mehr gültigen S3-Leitlinie „Behandlung
  von **depressiven Störungen** bei Kindern und Jugendlichen"
  (Stand: 01.07.2013) sollte Citalopram, Escitalopram oder
  Sertralin empfohlen werden, **wenn Fluoxetin nicht möglich**
  oder nicht gewünscht ist.

❶ Cave!
- — **UAWs treten oftmals vor der gewünschten
  Wirkung auf,** meist innerhalb der ersten

14 Tage. → Gut vorher aufklären, um die
Adhärenz zu erhalten!

- Überwiegend bei weiblichen Patienten, bei
Patienten mit Hypokaliämie, vorbestehender
QT Verlängerung und anderen vorbestehenden
Herzerkrankungen wurden QT-Intervall-
Verlängerung und ventrikuläre Arrhythmien,
einschließlich sehr selten Torsade de Pointes
(extreme Herzschlagbeschleunigung)
berichtet. → Regelmäßige EKG-Kontrollen
- Häufig sexuelle Funktionsstörungen,
die teilweise auf die mit der Erkrankung
verbundenen Symptome wie Libidominderung,
Antriebslosigkeit, Interesse- und Freudlosigkeit
zurückzuführen sind → Gut vorher aufklären, um
die Adhärenz zu erhalten!
- Auf eine zunehmende Aktivierung bis hin zur
Agitiertheit achten
- Auch wenn unter Medikation von Citalopram
keine ansteigende Suizidrate festgestellt werden
konnte, sollten bei Patienten unter 18 Jahren
insbesondere zu Beginn der Behandlung
häufigere Untersuchungen bezüglich suizidaler
Symptome durchgeführt werden.

Clomipramin

- (Trizyklisches) Antidepressivum mit antinozizeptiver
(schmerzlindernder) Wirkung
- Nichtselektiver Monoamin-Wiederaufnahme-Hemmer
von Noradrenalin und Serotonin; Antagonisierung von
muscarinergen M_1- und M_2-ACh-, histaminergen H_1- und

H_2-, adrenergen α_1- und α_2- sowie serotonergen 5-HT$_1$- und 5-HT$_2$-Rezeptoren

— t_{max} 3–4 h, 5–8 h (Retardpräparat), $t_{1/2}$ im Mittel 21 h (12–36 h), 36 h (aktiver Metabolit)

— Überwiegender Abbau durch CYP2C19, -1A2 und -3A4 zu N-Desmethyl-Clomipramin, weitere Metabolisierung durch CYP2D6 und UDP-Glucuronosyl-Transferase

---

Darreichungsformen

— 10- und 25-mg-Filmtabletten, 75-mg-Retardtabletten

▪ **Indikationen**
— *Zwangsstörungen, Phobien und Panikstörungen ab 5 Jahren*
— *Enuresis nocturna bei Kindern ab 5 Jahren*
— Depressive Erkrankungen
— Schlaflähmung, Kataplexie, hypnagoge Halluzinationen bei Narkolepsie
— Langfristige Schmerzbehandlung

▪ **Dosierung**
— Zwangsstörungen:
  Kinder: 10 mg/Tag → 20–50 mg/Tag in 2 Gaben
  Jugendliche: 50–75 mg/Tag → 250 mg/Tag (in Einzelfällen) in mehreren Gaben
— Panikstörung ± Agoraphobie: 10–25 mg/Tag → 100–200 mg/Tag (in Einzelfällen) in mehreren Gaben
— Enuresis: 10–25 mg abends
— Depression: 50–75 mg/Tag → 250 mg/Tag (in Einzelfällen) in mehreren Gaben

- Unerwünschte Arzneimittelwirkungen
- **Sehr häufig**
  Verstärkter Appetit, Gewichtszunahme
  Unruhe, gestörte Libido
  Benommenheit, Schwindel, Tremor, Kopfschmerzen, Myoklonien
  Akkomodationsstörungen, Verschwommensehen
  Übelkeit, Mundtrockenheit, Obstipation
  Hyperhidrosis, Miktionsstörungen, Potenzstörungen, vorübergehende Ermüdung
- **Häufig**
  Verminderter Appetit
  Verwirrtheit verbunden mit Desorientierung und Halluzinationen (vor allem bei älteren Patienten), Angst, Agitiertheit, Schlafstörungen, Manie, Hypomanie, Aggression, Gedächtnisstörungen, Depersonalisation, verschlimmerte Depression, Albträume, Konzentrationsstörungen, Delirium
  Sprachstörungen, Parästhesien, Geschmacksstörung
  Hypertonus, Sinustachykardie, Palpitationen
  Orthostase-Syndrom, Hitzewallungen
  Erbrechen, gastrointestinale Beschwerden, Diarrhoe
  Erhöhte Transaminasenspiegel
  Allergische Hautreaktion, Lichtempfindlichkeit, Pruritus
  Muskelschwäche
  Galaktorrhoe, Vergrößerung der Brustdrüsen
  Mydriasis, Tinnitus, Gähnen

- Klinische Hinweise
- [–] Wirksamkeit von Clomipramin in klinischen Studien bei der Behandlung von **Zwangserkrankungen** im Kindes- und Jugendalter nachgewiesen. Aufgrund des engen therapeutischen Bereiches und des hohen Risikos für kardiotoxische UAWs **2. Wahl.**

[–] Gemäß der „S2k-Leitlinie zur „Enuresis und nicht-
organischen (funktionellen) Harninkontinenz bei Kindern
und Jugendlichen" (Stand 02.12.2015) ist die Apparative
Verhaltenstherapie mit Klingelgerät oder -matte das Mittel
der 1. Wahl; die **Pharmakotherapie** ist **2. Wahl.**

[–] Gemäß der nicht mehr gültigen S3-Leitlinie „Behandlung
von depressiven Störungen bei Kindern und Jugendlichen"
(Stand: 01.07.2013) sollen Jugendliche eine Psychotherapie
(kognitiv-verhaltenstherapeutische oder interpersonelle)
erhalten. Eine Pharmakotherapie ist Mittel der 2. Wahl;
trizyklische Antidepressiva sollen nicht eingesetzt werden.

❶ **Cave!**
— Geringe Überdosierungssicherheit
— Hohes Risiko für Gewichtszunahme
— Um **Long-QT-Syndrom** auszuschließen → Vor
Beginn einer Medikation körperlich-neuro-
logische Untersuchung und EKG durchführen
sowie Familienanamnese hinsichtlich
Herz-Kreislauferkrankungen erheben.
— Bei **verlängerter QTc-Zeit** → Kontraindikation
— Engmaschige Verlaufskontrollen bei
Eindosierung inkl. EKG (langer Streifen) → siehe
◨ Tab. A.3.

Clozapin

— Mittelpotentes Antipsychotikum der 2. Generation
— Hochaffiner Dopamin-D_4-, Serotonin-5-HT_{2A}- und
-5-HT_{2c}-, α_1-adrenerger, Histamin-H_1- und ACh-
M_1-Rezeptor-Antagonist; geringe antagonistische Aktivität

an Dopamin-D_{1-3}- und -D_5-, α_2-adrenergen- und Serotonin-5-HT_{1A}-Rezeptoren
- t_{max} im Mittel 2,1 h (0,4–4,2 h), beeinflusst durch Nahrungs-aufnahme; $t_{1/2}$ im Mittel 12 h (6–24 h)
- Biotransformation vor allem durch CYP1A2 und -3A4; in gewissem Ausmaß auch durch CYP2C19 und -2D6

Darreichungsformen

- 25-, 50-, 100- und 200-mg-Tabletten
- 50 mg/ml Suspension zum Einnehmen

- **Indikationen**
- *Therapieresistente Schizophrenie bei Jugendlichen ab 16 Jahren*
- Psychosen im Verlauf eines Morbus Parkinson nach Versagen der Standardtherapie

- **Dosierung**
- Es muss die niedrigst mögliche Dosierung (= zufrieden-stellende antipsychotische Wirkung bei geringstmöglichen UAWs) sowohl für die Akutbehandlung als auch für Rück-fallprophylaxe bestimmt werden:
12,5 mg 1- oder 2-mal → 25 mg 1- oder 2-mal
(2. Tag) → 300 mg/Tag innerhalb von 2–3 Wochen, Steigerung der täglichen Dosis in Schritten von 20–50 mg → 350–400 (–900) mg/Tag in wöchentlichen Schritten von 50–100 mg/Tag

- **Unerwünschte Arzneimittelwirkungen**
- **Sehr häufig**
Schläfrigkeit/Sedierung, Schwindel
Tachykardie
Obstipation, übermäßiger Speichelfluss

— **Häufig**

Leukopenie/verminderte Leukozytenzahl/Neutropenie, Eosinophilie, Leukozytose

Gewichtszunahme

Dysarthrie

Krampfanfälle/Konvulsionen/myoklonische Zuckungen, EPS, Akathisie, Tremor, Rigor, Kopfschmerzen

Verschwommensehen

Synkope, orthostatische Hypotonie, Hypertonie

Übelkeit, Erbrechen, Appetitlosigkeit, trockener Mund

Erhöhte Leberenzymwerte

Harninkontinenz, Harnverhalt

Benigne Hyperthermie, Störung der Schweiß- und Temperaturregulation, Fieber, Müdigkeit

■ Klinische Hinweise

[+] Gemäß der S3-Leitlinie „Schizophrenie" (Stand 15.03.2019), die für die gesamte Lebensspanne Gültigkeit hat, ist Clozapin **in Fällen einer gesicherten Behandlungs-resistenz** das Mittel der **1. Wahl.**

[+] Antipsychotikum mit dem geringsten Risiko für EPS und Akathisie

[+] Bei ersten Anzeichen von Spätdyskinesien unter einer Antipsychotika-Therapie ist der prognostisch günstigste Ansatz ein möglichst rascher Wechsel zu Clozapin.

[+] Kein Einfluss auf Prolaktin-Spiegel

🛈 **Cave!**

— **Kann vor allem während der ersten Wochen der Behandlung zu Sedation führen und die Schwelle für Krampfanfälle senken → Auf aktive Teilnahme am Straßenverkehr und auf Arbeiten an Maschinen verzichten**

— Erhöhte **Körpertemperaturen über 38 °C**
können v. a. in den ersten 3 Behandlungswochen
auftreten. → Blutbildkontrollen durchführen
zum Ausschluss Agranulozytose oder **Malignes
Neuroleptisches Syndrom** (siehe ◘ Tab. A.6).

— Kann hämatologische Veränderungen wie
Agranulozytose hervorrufen → **Spezielle
Aufklärung** über die Risiken (sofortige ärztliche
Konsultation bei Grippe-ähnlichen Symptomen)!
Keine Gabe an Patienten mit Leukozytopenie
(< 3500/mm^3) oder erniedrigter Zahl der
neutrophilen Granulozyten (< 2000/mm^3).
Während der ersten 18 Behandlungswochen
wöchentliche, danach kontinuierlich (!)
monatliche Kontrollen des Blutbildes,
insbesondere der Leukozyten und neutrophilen
Granulozyten. Sollten die Leukozyten unter
3000/mm^3 fallen bzw. die neutrophilen
Garnulozyten unter 1500/mm^3, muss umgehend
abgesetzt werden, dann tägliche Laborkontrollen
bis Normalisierung; bei Werten unterhalb 3500/
mm^3 bzw. 2000/mm^3 müssen mind. 2-mal pro
Woche Kontrollen erfolgen.

— Bei Therapie-Unterbrechung von
3–28 Tagen → Bei Wiederaufnahme der Clozapin-
Therapie 6 Wochen lang erneut wöchentliche
Blutbild-Kontrolle, ehe wieder auf monatliche
Kontrollen umgesetzt wird.

— Es wurden signifikante **Gewichtszunahmen**
berichtet → Regelmäßige Gewichts- und
Stoffwechselkontrollen, Ernährungsberatung
und Aktivierungsprogramm, evtl. Appetitzügler.

- Epidemiologische Studien legen ein deutlich erhöhtes Risiko für das Auftreten einer diabetischen Stoffwechsellage nahe.
- Häufige unspezifische **EEG-Veränderungen** → Engmaschige Kontrollen nötig, bei Epilepsie-Vorgeschichte sehr kritisch! Bei guter antipsychotischer Wirksamkeit ist antiepileptische Begleitmedikation zum Therapie-Erhalt abzuwägen.
- Gleichzeitige **Benzodiazepin**-Gabe **vermeiden,** wegen Risiko Atemdepression!
- Myocarditis- bzw. Kardiomyopathie-Risiko kann bei Anfälligkeit in den ersten beiden Monaten erhöht sein. → Ärztliche Konsultation bei Palpitationen, Arrhythmie, Ruhetachykardie, Brustschmerzen, Atembeschwerden

Desmopressin

- Antidiuretikum
- Synthetisches Analogon des natürlichen Hormons Arginin-Vasopressin
- t_{max} 2 h, $t_{1/2}$ 2–3 h
- Wird überwiegend unmetabolisiert renal ausgeschieden

Darreichungsformen

- 0,1-und 0,2-mg-Tabletten

- Indikationen
- *Enuresis nocturna bei Kindern ab 5 Jahren*
- Zentraler Diabetes insipidus
- Behandlung der Nykturie aufgrund nächtlicher Polyurie

- ■ **Dosierung**
- — Abends vor dem Schlafengehen
  0,2 mg → 0,4 mg (bei nicht ausreichender Wirkung)

- ■ **Unerwünschte Arzneimittelwirkungen**
- — **Sehr häufig**
  Kopfschmerzen (Dosistitration)
- — **Häufig**
  Kopfschmerzen, Schwindel
  Übelkeit, Gewichtszunahme (Langzeitbehandlung),
  abdominale Schmerzen (Dosistitration)
  Hyponaträmie (Dosistitration), periphere Ödeme (Langzeit-
  behandlung), häufiges Wasserlassen (Langzeitbehandlung)

- ■ **Klinische Hinweise**
- [+] Keine vasopressorische Wirkung bei therapeutischer
  Dosierung
- [+] Ca. 40–70 % zeigten in klinischen Studien eine deutliche
  Reduktion der nassen Nächte, 18–38 % blieben nach
  Absetzung trocken.
- [–] Gemäß der „S2k-Leitlinie zur „Enuresis und nicht-
  organischen (funktionellen) Harninkontinenz bei Kindern
  und Jugendlichen" (Stand 02.12.2015) ist die Apparative
  Verhaltenstherapie mit Klingelgerät oder -matte das Mittel
  der 1. Wahl; die **Pharmakotherapie** ist **2. Wahl.**

❶ Cave!
- — Beurteilung, ob **spontane Besserung** bei einer
  Langzeitbehandlung eingetreten ist → Alle
  3 Monate eine behandlungsfreie Zeit von mind.
  einer Woche
- — **Hyponatriämie** und/oder **Wasserintoxikation**
  mit der Gefahr zerebraler Anfälle drohen in

seltenen Fällen **bei starker Flüssigkeitszufuhr**
oder **Überdosierung** (z. B. durch Angst
vor Rückfall). **Erste Anzeichen** sind
Gewichtszunahme, Kopfschmerzen und
Übelkeit → Eltern und Kinder zwingend über
diese Gefahr **aufzuklären** → Eine ausgeglichene
Wasserbilanz muss sichergestellt werden.
Außerdem soll nach der Einnahme abends nicht
mehr getrunken werden.
— **Nach Absetzung** → Rückfall-Risiko hoch

Diazepam

- Anxiolytikum/Sedativum/Hypnotikum
- Agonist der Benzodiazepin-Bindungsstelle an $GABA_A$-Rezeptoren
- t_{max} 30–90 min, $t_{1/2}$ 30–45 h, 30–100 h (Nordazepam), 10–20 h (Temazepam), 5–10 h (Oxazepam)
- Metabolismus (ca. 80 % der verabreichten Dosis) durch CYP2B6, -3A4 und -2C19 zu pharmakologisch aktiven Metaboliten Nordazepam (N-Desmethyl-Diazepam), Temazepan und Oxazepam

---
Darreichungsformen

- 2-, 5- und 10-mg-Tabletten
- 5-mg/ml-Injektionslösung
- 5-mg/ml-Emulsion
- 10-mg/ml-Tropfen,
- 5- und 10-mg/2,5-ml-Rektallösung
- 10-mg-Zäpfchen

- **Indikationen**
- *Akute Spannungs-, Erregungs- und Angstzustände ab 1 Monat (i.m., i.v.,), ab 1 Jahr (oral), ab 6 Monate (rektal)*
- Kriseninterventionen bei akuter Suizidalität
- Initialbehandlung ängstlich-agitierter Depressionen in Kombination mit Antidepressiva
- Schlafstörungen
- Status epilepticus ab 6 Monate (rektal); ab 1 Monat (i.v.)
- Sedierung vor diagnostischen und vor und nach operativen Eingriffen: 3 Jahre (oral), ab 4 Monate (i.v.)
- Zustände mit erhöhtem Muskeltonus
- Tetanus/Fieberkrampf ab 6 Monate (rektal)

- **Dosierung**
- Symptomatische Behandlung von akuten Spannungs-, Erregungs- und Angstzuständen:
  p.o. 2,5 mg (> 7–14 Jahre) → 5 mg/Tag in 2–3 Einzelgaben 5 mg (> 14 Jahre) → 10 mg in 1–2 Einzelgaben
  rektal 10 mg/Tag (ab 3 Jahre/ab 15 kg KG) 1 x oder 2 x 5 mg; kann alle 12 h wiederholt werden → 40 mg
  i.v./i.m. 1–2 mg (ab 1 Monat), je nach Schwere der Erkrankung, eventuell Wiederholung nach 3–4 h, sofern keine stärker sedierende Begleitmedikation vorangegangen ist
- Kriseninterventionen bei akuter Suizidalität: 2,5–5 mg 3 x/ Tag
- Initialbehandlung ängstlich-agitierter Depressionen in Kombination mit Antidepressiva: 2,5–5 mg 3 x/Tag
- Schlafstörungen: abends 2,5 mg → 10 mg
- Status epilepticus:
  rektal 0,5 mg/kg KG/Tag (ab 6 Monate) → 20 mg/Tag
  i.v. Lösung: 1 mg (wie unten > 5 Jahre) langsam alle 2–5 min → 20 mg
  i.v. Emulsion: 0,3 mg/kg KG (≥ 5 Jahre, > 22 kg KG) → 10 mg/Tag

- **Unerwünschte Arzneimittelwirkungen**
– **Häufig**
  Verwirrtheit
  Unerwünscht starke Tagessedierung sowie Müdigkeit
  (Schläfrigkeit, Mattigkeit, Benommenheit, verlängerte
  Reaktionszeit), Schwindelgefühl, Kopfschmerzen, Ataxie,
  anterograde Amnesie

- **Klinische Hinweise**
[+] Indiziert in der Akutbehandlung von Ängsten
[+] Benzodiazepine gehören mit zu den verträglichsten und
  am sichersten einzusetzenden Wirkstoffen.
[+] Relativ schneller Wirkungseintritt
[+] Gemäß der S2k-Leitlinie „Suizidalität im Kindes- und
  Jugendalter" (Stand: 31.05.2016) kann **bei akuter Suizidalität,** in Ergänzung zu kontinuierlicher Überwachung
  und Betreuung und entlastenden Gesprächsangeboten,
  vorübergehend zur Entlastung eine sedierende Medikation
  aus der Gruppe der **Benzodiazepine** notwendig werden.
[–] Keine Wirksamkeit von Benzodiazepinen in Plazebokontrollierten Doppelblind-Studien mit Kindern und
  Jugendlichen bei Angsterkrankungen.
[–] Bei der Behandlung von **Angststörungen** ist eine
  medikamentöse Behandlung nur **2. Wahl** und erst dann
  gerechtfertigt, wenn Psychoedukation, Psychotherapie und
  soziotherapeutische Maßnahmen nicht hinreichend hilfreich waren.
[–] Gemäß der S1-Leitlinie „Nichtorganische Schlafstörungen"
  (Stand 01.07.2018) soll eine medikamentöse Therapie bei
  Kindern und Jugendlichen nur nach Ausschöpfung verhaltenstherapeutischer Interventionen („Schlafhygiene")
  und nur zur vorübergehenden Entlastung über wenige
  Wochen eingesetzt werden.

❶ Cave!

- **Risiko einer Abhängigkeits-Entwicklung,** von
  Gedächtnisstörungen und einer verminderten
  Wahrnehmungs- und Reaktionsfähigkeit → In
  der Regel sollte **Einnahmedauer** von **4 Wochen**
  nicht überschritten werden und die Dosis so
  gering wie möglich gehalten werden.
- Abhängigkeitserkrankungen in der
  Vorgeschichte erfragen.
- Vor allem bei Kindern können **paradoxe
  Reaktionen** mit akuter Erregung, Verwirrung
  und Veränderung des psychischen Zustands
  auftreten. → Absetzung
- I.v. Verabreichung stets langsam und nur unter
  Beobachtung.

Diphenhydramin

- Sedativum/Hypnotikum
- Zentral gängiger Histamin-H_1-Rezeptorantagonist, zusätzlich anticholinerge und lokalanästhetische Effekte
- t_{max} 1–4 h, $t_{1/2}$ 2,4–9,3 h
- Metabolismus überwiegend durch CYP2D6

 Darreichungsformen

- 50-mg-Tabletten
- 25-mg-Dragees

- **Indikationen**
- Kurzzeitbehandlung von Schlafstörungen

- **Dosierung**
- 50 mg abends 30 min vor dem Schlafengehen

- **Unerwünschte Arzneimittelwirkungen**
- **Sehr häufig**
  Sedierung, Somnolenz
- **Häufig**
  Schläfrigkeit, Benommenheit und Konzentrationsstörungen während des Folgetages, insbesondere nach unzureichender Schlafdauer; Schwindel, Muskelschwäche, Kopfschmerzen Mundtrockenheit, Magen-Darm-Beschwerden, Magenschmerzen, Obstipation, gastro-ösophagealer Reflux Asthenie, Miktionsstörungen, Sehstörungen, trockener Hals

- **Klinische Hinweise**
- [–] Bei Schlafstörungen keine Wirksamkeit in klinischen Studien nachgewiesen.
- [–] Gemäß der S1-Leitlinie „Nichtorganische Schlafstörungen" (Stand 01.07.2018) soll eine **medikamentöse Therapie** bei Kindern und Jugendlichen nur nach Ausschöpfung verhaltenstherapeutischer Interventionen („Schlafhygiene") und **nur zur vorübergehenden Entlastung** über wenige Wochen eingesetzt werden.

⚠ Cave!
- Dauer der Behandlung sollte 2 Wochen nicht überschreiten.
- Toleranzentwicklung und Entzugssymptome nach Absetzung möglich.

Doxepin

- (Trizyklisches) Antidepressivum mit sedierenden sowie angstlösenden und stimmungsaufhellenden Wirkungen
- Nichtselektiver Monoamin-Wiederaufnahme-Hemmer von Noradrenalin (vorwiegend) und Serotonin; Antagonisierung von histaminergen H_1- und H_2-Rezeptoren
- t_{max} 2–4 h, 2–10 h (aktiver Metabolit); $t_{1/2}$ im Mittel ca. 17 h, ca. 51 h (aktiver Metabolit)
- Überwiegender Abbau durch CYP2C19 und -2C9 zu N-Desmethyl-Doxepin, weitere Metabolisierung durch CYP2D6 und UDP-Glucuronosyl-Transferase

> **Darreichungsformen**
>
> - 5-, 10-, 25-, 50-, 75- und 100-mg-Tabletten
> - 10- und 40-mg/ml-Lösung zum Einnehmen

- **Indikationen**
- Depressive Erkrankungen
- Angstsyndrome
- Unruhe, Angst oder Schlafstörungen im Zusammenhang mit depressiven Erkrankungen oder leichten Entzugs-erscheinungen
- Leichte Entzugserscheinungen bei Alkohol-, Arzneimittel- oder Drogenabhängigkeit

- **Dosierung**
- Depressive Erkrankungen und Angstsyndrome: 25–50 mg abends → 150 (−300 unter stationären Bedingungen) mg/ Tag zur Nacht oder in 2 Einzeldosen

- **Unerwünschte Arzneimittelwirkungen**
- **Häufig**
  Libidoverlust, Ejakulationsstörungen, Impotenz
  Miktionsstörungen
  Allergische Hautreaktionen und Pruritus
  Innere Unruhe
  Durstgefühl

- **Klinische Hinweise**
- [+] Neben Amitriptylin ein weiteres Antidepressivum
  mit sedierender Wirkung → Verordnung bei Jugend-
  lichen mit ausgeprägten Einschlafproblemen, selten
  „Hangover"-Effekt beobachtet
- [+] Mit der Lösung bei Kindern feine und individuell flexible
  Dosistitrierung möglich.
- [+] In Plazebo-kontrollierten klinischen Studien an
  Erwachsenen wurde bei Schlafstörungen eine schlaf-
  fördernde Wirkung von Doxepin nachgewiesen.
- [–] Gemäß der nicht mehr gültigen S3-Leitlinie „Behandlung
  von depressiven Störungen bei Kindern und Jugendlichen"
  (Stand: 01.07.2013) sollen Jugendliche eine Psychotherapie
  (kognitiv-verhaltenstherapeutische oder interpersonelle)
  erhalten. Eine Pharmakotherapie ist Mittel der 2. Wahl;
  trizyklische Antidepressiva sollen nicht eingesetzt werden.
- [–] Bei der Behandlung von **Angststörungen** ist eine
  medikamentöse Behandlung nur 2. Wahl und erst dann
  gerechtfertigt, wenn Psychoedukation, Psychotherapie
  und soziotherapeutische Maßnahmen nicht hinreichend
  hilfreich waren. Trizyklische Antidepressiva sind aufgrund
  der Studienlage (keine Wirksamkeit), dem hohen Risiko
  für kardiotoxische UAWs und des engen therapeutischen
  Bereiches Mittel der **3. Wahl.**

❶ Cave!
- Geringe Überdosierungssicherheit
- Um **Long-QT-Syndrom** auszuschließen → Vor Beginn einer Medikation körperlich-neurologische Untersuchung und EKG durchführen sowie Familienanamnese hinsichtlich Herz-Kreislauferkrankungen erheben.
- Bei **verlängerter QTc-Zeit** → Kontraindikation
- Engmaschige Verlaufskontrollen bei Eindosierung inkl. EKG (langer Streifen) → siehe ◘ Tab. A.3

Doxylamin

- Sedativum/Hypnotikum
- Zentral gängiger Histamin-H_1-Rezeptorantagonist, zusätzlich Affinitäten zu α-Adrenorezeptoren, Serotonin-5-HT- und muscarinergen ACh-Rezeptoren
- t_{max} 2–4 h, $t_{1/2}$ 10–12 h
- Der Großteil (60 %) wird unverändert renal ausgeschieden, der Rest durch unbekannte Stoffwechselwege

Darreichungsformen
- 25- und 30-mg-Tabletten
- 25-mg-Brausetabletten
- 12,5-mg/5-ml-Lösung
- 25-mg/ml-Tropfen

- **Indikationen**
- Symptomatische Behandlung gelegentlich auftretender Schlafstörungen (Ein- oder Durchschlafstörung)

- ■ Dosierung
- ▬ 12,5 mg (5–12 Jahre, 20–40 kg KG) → 25 mg, ca. 30–60 min vor dem Schlafengehen
  25 mg (ab 13. Lebensjahr, über 40 kg KG) → 50 mg, ca. 30–60 min vor dem Schlafengehen

- ■ Unerwünschte Arzneimittelwirkungen
- ▬ **Ohne Angabe von Häufigkeiten**
  Depressionen, paradoxe Reaktionen wie Unruhe, Erregung, Spannung, Schlaflosigkeit, Albträume, Verwirrtheit, Halluzinationen, Zittern
  Somnolenz, Schwindelgefühl, Benommenheit, verlängerte Reaktionszeit, Konzentrationsstörung, Akkomodationsstörungen, Erhöhung des Augeninnendrucks
  Mundtrockenheit, Obstipation, Übelkeit, Erbrechen, Diarrhoe, Appetitverlust/-zunahme, epigastrische Schmerzen
  Muskelschwäche, Tinnitus, Gefühl der verstopften Nase, Miktionsstörungen

- ■ Klinische Hinweise
- [+] Mit der Lösung und den Tropfen bei Kindern feine und individuell flexible Dosistitrierung möglich.
- [–] Bei Schlafstörungen keine Wirksamkeit in klinischen Studien nachgewiesen.
- [–] Gemäß der S1-Leitlinie „Nichtorganische Schlafstörungen" (Stand 01.07.2018) soll eine **medikamentöse Therapie** bei Kindern und Jugendlichen nur nach Ausschöpfung verhaltenstherapeutischer Interventionen („Schlafhygiene") und **nur zur vorübergehenden Entlastung** über wenige Wochen eingesetzt werden.

❶ Cave!
- — Dauer der Behandlung sollte 2 Wochen nicht überschreiten.
- — Toleranzentwicklung und Entzugssymptome nach Absetzung möglich.
- — **Alkohol** verändert/verstärkt Wirkung auf unvorhersehbare Weise. → Kein Alkoholkonsum unter Therapie mit Doxylamin

Duloxetin

- — Antidepressivum
- — Serotonin- und Noradrenalin-Wiederaufnahme-Hemmer, keine Affinität zu Neurotransmitter-Rezeptoren
- — t_{max} 6 h, 10 h (nach Nahrungsaufnahme); $t_{1/2}$ im Mittel 12 h (8–17 h)
- — Metabolisierung vor allem durch CYP1A2 und -2D6 zu pharmakologisch inaktiven Metaboliten

> Darreichungsformen
>
> — Magensaftresistente 30-mg- und 60-mg-Kapseln

- ▪ Indikationen
- — Depressive Erkrankungen
- — Generalisierte Angststörung (in den USA Zulassung für Kinder > 7 Jahren)
- — Schmerzen bei diabetischer Polyneuropathie

- ▪ Dosierung
- — Depression: 30 mg/Tag → 60 mg/Tag (nach 2 Wochen) → 120 mg als Einmaldosis oder geteilt 2 x/Tag
- — Angststörung: 40–60 mg/Tag als Einmaldosis oder geteilt 2 x/Tag

- ■ Unerwünschte Arzneimittelwirkungen
- ▬ **Sehr häufig**
  Kopfschmerzen, Schläfrigkeit
  Übelkeit, Mundtrockenheit
- ▬ **Häufig**
  Verminderter Appetit; Gewichtsabnahme
  Schlaflosigkeit, abnormale Träume
  Angst, Agitiertheit,
  Schwindel, Lethargie, Tremor, Paraesthesien
  Verschwommensehen
  Tinnitus (auch nach Absetzung)
  Herzklopfen, Blutdruckanstieg, Erröten
  Oropharyngeale Schmerzen, Gähnen
  Obstipation, Diarrhoe, Abdominalschmerzen, Erbrechen,
  Dyspepsie, Flatulenz
  Vermehrtes Schwitzen, Hautauschlag und Juckreiz
  Muskuloskeletale Schmerzen, Muskelkrämpfe
  Dysurie, häufiges Wasserlassen
  Libidoverminderung, erektile Dysfunktion, Ejakulations-
  störungen
  Müdigkeit

- ■ Klinische Hinweise
- [+] Hat analgetische Effekte
- [+] Indiziert bei somatoformer depressiver Symptomatik
- [+] Nicht sedierend
- [–] Gemäß der nicht mehr gültigen S3-Leitlinie „**Behandlung von depressiven Störungen** bei Kindern und Jugendlichen" (Stand: 01.07.2013) sollte Citalopram, Escitalopram oder Sertralin empfohlen werden, wenn Fluoxetin nicht möglich oder nicht gewünscht ist. Für Duloxetin wurde **keine Wirksamkeit** in klinischen Studien nachgewiesen.
- [–] Bei der Behandlung von **Angststörungen** ist eine **medikamentöse Behandlung nur 2. Wahl** und erst dann gerechtfertigt, wenn Psychoedukation, Psychotherapie

und soziotherapeutische Maßnahmen nicht hinreichend
hilfreich waren. Für Duloxetin liegen keine Studien bei
Kindern und Jugendlichen vor.

❶ Cave!
- **UAWs treten oftmals vor der gewünschten Wirkung auf,** meist innerhalb der ersten 14 Tage. → Gut aufklären, um die Adhärenz zu erhalten!
- Im Vergleich zu SSRIs geringere Überdosierungssicherheit
- Erhöhtes Risiko für suizidales Verhalten (Suizidgedanken und Suizidversuche) sowie feindseliges Verhalten in klinischen Studien → Häufigere Untersuchungen bezüglich suizidaler Symptome vor allem zu Beginn der Behandlung

Escitalopram

- Antidepressivum
- Pharmakologisch wirksames S-Enantiomer von Citalopram; SSRI, keine/geringe Affinität zu Neurotransmitter-Rezeptoren
- t_{max} im Mittel 4 h, $t_{1/2}$ ca. 30 h (27–32 h)
- Metabolismus zu schwächer aktiven Metaboliten, vor allem durch CYP2C19; eventuell auch durch CYP3A4 und -2D6

Darreichungsformen
- 10-, 20-, 30- und 40-mg-Filmtabletten
- 20-mg/ml-Tropfen

- **Indikationen**
  - Behandlung von Depressionen in der initialen Phase und als Erhaltungstherapie gegen Rückfälle (in den USA gibt es eine Zulassung für Kinder ab 12 Jahren)
  - Prophylaxe neuer Episoden einer unipolaren Depression
  - Soziale Phobien
  - Generalisierte Angststörung
  - Panikerkrankungen mit und ohne Agoraphobie
  - Zwangsstörungen

- **Dosierung**
  - Depression:
    morgens 5 mg (Kinder < 12 Jahre), nach 1–3 Wochen 5 mg aufdosieren → 10 mg/Tag als Einmaldosis morgens
    10 mg/Tag (Jugendliche), danach alle 1–3 Wochen aufdosieren in Schritten von 5–10 mg/Tag → 20 mg/Tag als Einmaldosis morgens
  - Angsterkrankungen:
    morgens 5 mg → 20 mg/Tag (bei nicht ausreichender Wirkung), alle 5–7 Tage 5 mg aufdosieren
  - Zwangsstörungen:
    5–10 mg → 20 mg/Tag

- **Unerwünschte Arzneimittelwirkungen**
  - **Sehr häufig**
    Nausea
  - **Häufig**
    Verminderter Appetit, gesteigerter Appetit, Gewichtszunahme
    Angst, Unruhe, anormale Träume
    Schlaflosigkeit, Schläfrigkeit, Schwindel, Parästhesien, Zittern
    Durchfall, Obstipation, Erbrechen, Mundtrockenheit
    Arthralgie, Myalgie

Libidoverminderung, weibliche Anorgasmie, Impotenz, Ejakulationsstörungen
Vermehrtes Schwitzen, Müdigkeit, Fieber

- **Klinische Hinweise**
[+] Gute Wirksamkeit und Verträglichkeit
[+] Gute Überdosierungssicherheit
[+] Geringes Risiko für Gewichtszunahme
[+] Mit den Tropfen feine und individuell flexible Dosistitrierung möglich.
[+] Wirksamkeit von SSRIs in klinischen Studien bei der Behandlung von Zwangserkrankungen im Kindes- und Jugendalter nachgewiesen. Aufgrund der guten Verträglichkeit SSRIs 1. Wahl.
[−] Gemäß der nicht mehr gültigen S3-Leitlinie „**Behandlung von depressiven Störungen** bei Kindern und Jugendlichen" (Stand: 01.07.2013) sollte Citalopram, Escitalopram oder Sertralin empfohlen werden, **wenn Fluoxetin nicht möglich** oder nicht gewünscht ist.
[−] Bei der Behandlung von **Angststörungen** ist eine **medikamentöse Behandlung nur 2. Wahl** und erst dann gerechtfertigt, wenn Psychoedukation, Psychotherapie und soziotherapeutische Maßnahmen nicht hinreichend hilfreich waren.

🛇 **Cave!**
- **UAWs treten oftmals vor der gewünschten Wirkung auf,** meist innerhalb der ersten 14 Tage. → Gut aufklären, um die Adhärenz zu erhalten!
- **Auf eine zunehmende Aktivierung bis hin zur Agitiertheit achten.**

- Erhöhtes Risiko für suizidales Verhalten
  (Suizidgedanken und Suizidversuche)
  sowie feindseliges Verhalten in klinischen
  Studien → Häufigere Untersuchungen bezüglich
  suizidaler Symptome vor allem zu Beginn der
  Behandlung

Flunitrazepam

- Sedativum/Hypnotikum
- Agonist der Benzodiazepin-Bindungsstelle an GABA$_A$-Rezeptoren
- t_{max} 0,40–2 h, wird durch Nahrungseinnahme verlängert; $t_{1/2}$ 16–35 h
- Überwiegender Abbau durch CYP2C19 und -3A4 in nicht aktive Metaboliten

> Darreichungsform
>
> - 1-mg-Filmtabletten

- Indikationen
- Kurzzeitbehandlung von Ein- und Durchschlafstörungen

- Dosierung
- 0,5–1 mg/Tag → 2 mg/Tag, bevorzugt am Abend

- Unerwünschte Arzneimittelwirkungen
- **Angaben zu Häufigkeiten nicht bekannt**
  Somnolenz, Benommenheit, Kopfschmerzen, Schwindel,
  Ataxie, Dysarthrie, vermindertes Reaktionsvermögen
  Konzentrationsstörungen, Verwirrtheit, paradoxe Reaktion,
  Abhängigkeitsentwicklung, Absetzungserscheinungen

Diplopie, Nystagmus
Herzversagen, Herzstillstand
Atemdepression, Muskelschwäche, Fatigue; Stürze,
Knochenbrüche

- Klinische Hinweise
[+] Benzodiazepine gehören mit zu den verträglichsten und
am sichersten einzusetzenden Wirkstoffen.
[−] Gemäß der S1-Leitlinie „Nichtorganische Schlafstörungen"
(Stand 01.07.2018) soll eine medikamentöse Therapie bei
Kindern und Jugendlichen nur nach Ausschöpfung ver-
haltenstherapeutischer Interventionen („Schlafhygiene")
und nur zur vorübergehenden Entlastung über wenige
Wochen eingesetzt werden.

🚫 Cave!
— **Risiko einer Abhängigkeits-Entwicklung,** von
Gedächtnisstörungen und einer verminderten
Wahrnehmungs- und Reaktionsfähigkeit → In
der Regel sollte **Einnahmedauer** von **4 Wochen**
nicht überschritten werden und die Dosis so
gering wie möglich gehalten werden.
— Abhängigkeitserkrankungen in der
Vorgeschichte erfragen
— Vor allem bei Kindern können **paradoxe
Reaktionen** mit akuter Erregung, Verwirrung
und Veränderung des psychischen Zustands
auftreten. → Absetzung
— Aufgrund der langen $t_{1/2}$ sind Kumulationseffekte
bei wiederholter Einnahme und dadurch
zunehmend Hangover-Effekte, insbesondere
bei niereninsuffizienten Patienten,

möglich. → **Aufklärung über Beeinträchtigungen im Straßenverkehr, Schule, Arbeitsplatz**

Fluoxetin

- Antidepressivum
- SSRI; keine/geringe Affinität zu anderen Rezeptoren
- t_{max} 6–8 h, $t_{1/2}$ 4–6 Tage (Muttersubstanz), 4–16 Tage (aktiver Metabolit Nor-Fluoxetin)
- Abbau weitgehend durch CYP2D6

> **Darreichungsformen**
> - 20-mg-Hartkapseln
> - 20-mg-Tabletten
> - 20-mg/5-ml-Lösung zum Einnehmen

- **Indikationen**
- *Mittelgradige bis schwere Episoden einer Major Depression ab 8 Jahren, wenn die Depression nach 4–6 Sitzungen nicht auf eine psychologische Behandlung anspricht*
- Angststörungen
- Bulimia nervosa
- Elektiver (selektiver) Mutismus
- Persönlichkeitsstörungen
- Zwangsstörungen (in USA Zulassung ab 7 Jahren)

- **Dosierung**
- Depression: 10–20 mg/Tag (Kinder) als Einmaldosis morgens, 10–40 mg/Tag (Jugendliche)
- Angststörungen: morgens (5-)10 mg → 40 mg/Tag
- Bulimia nervosa: morgens (5-)10 mg → 20–60 mg/Tag
- Elektiver (selektiver) Mutismus: (5-)10 mg → 10–20 mg/Tag
- Persönlichkeitsstörungen: (5-)10 mg → 20–40 mg/Tag

— Zwangsstörungen: morgens 2,5–10 mg (Kinder) → 40 mg/ Tag
morgens 10–20 mg (Jugendliche) → 10–80 mg/Tag

■ **Unerwünschte Arzneimittelwirkungen**
— **Sehr häufig**
Schlaflosigkeit
Kopfschmerzen
Übelkeit, Diarrhoe
Müdigkeit
— **Häufig**
Verminderter Appetit
Angst, Nervosität, Ruhelosigkeit, Angespanntheit, Schlafstörung, abnormale Träume
Aufmerksamkeitsstörung, Schwindel, Geschmacksstörung, Lethargie, Somnolenz, Tremor
Verschwommensehen
Palpitation, Flush
Erbrechen, Dyspepsie, Mundtrockenheit
Ausschlag, Nesselsucht, Juckreiz, Hyperhidrose
Gynäkologische Blutung, verminderte Libido, erektile Dysfunktion, Ejakulationsstörung
Arthralgie, Gähnen, Gefühl der Nervosität, Schüttelfrost, Gewichtsverlust

■ **Klinische Hinweise**
[+] Gemäß der nicht mehr gültigen **S3-Leitlinie** „Behandlung von **depressiven Störungen** bei Kindern und Jugendlichen" (Stand: 01.07.2013) ist Fluoxetin bei der medikamentösen Behandlung **1. Wahl.**
[+] **Wirksamkeit** von SSRIs in klinischen Studien bei der Behandlung von **Zwangserkrankungen** im Kindes- und Jugendalter **nachgewiesen.** Aufgrund der guten Verträglichkeit SSRIs 1. Wahl.

[+] **Wirksamkeit** bei Erwachsenen mit einer **Bulimia nervosa nachgewiesen** (Reduktion von Essanfällen und Erbrechen), jedoch spärliche Datenlage bei Kindern und Jugendlichen.
[+] Gute Überdosierungssicherheit
[+] Geringes Risiko für Gewichtszunahme
[+] Nicht sedierend
[+] Mit der Lösung bei Kindern feine und individuell flexible Dosistitrierung möglich.
[+] Aufgrund der langen $t_{1/2}$ von Vorteil bei depressiven Jugendlichen mit mangelnder Adhärenz
[-] Bei der Behandlung von **Angststörungen** ist eine **medikamentöse Behandlung nur 2. Wahl** und erst dann gerechtfertigt, wenn Psychoedukation, Psychotherapie und soziotherapeutische Maßnahmen nicht hinreichend hilfreich waren.

❗ Cave!
- Fluoxetin ist der einzige SSRI mit einem aktiven Metaboliten mit langer $t_{1/2}$. → **Gut** darüber **aufklären,** dass **erst** die meist innerhalb von 14 Tagen vorübergehenden **UAWs** auftreten und **danach** die gewünschte antidepressive **Wirkung.**
- Häufige **sexuelle Funktionsstörungen,** die teilweise auf die mit der Erkrankung verbundenen Symptome wie Libidominderung, Antriebslosigkeit, Interesse- und Freudlosigkeit zurückzuführen sind → Gut vorher aufklären wegen Adhärenz
- Anwendung wurde mit der Entwicklung von Akathisie/psychomotorische Unruhe in Verbindung gebracht, die am ehesten während der ersten Behandlungswochen auftritt.

- Erhöhtes Risiko für suizidales Verhalten
  (Suizidgedanken und Suizidversuche) sowie
  feindseliges Verhalten in klinischen Studien mit
  SSRIs → Häufigere Untersuchungen bezüglich
  suizidaler Symptome vor allem zu Beginn der
  Behandlung
- Bei Absetzung und Umstellung → Aufgrund der
  langen $t_{1/2}$ des aktiven Metaboliten besonders
  vorsichtig vorgehen, um beeinträchtigende
  Absetzungserscheinungen zu vermeiden (siehe
  ◘ Tab. A.4).

Flurazepam

- Sedativum/Hypnotikum mit muskelrelaxierender und anti-
  konvulsiver Wirkung
- Agonist der Benzodiazepin-Bindungsstelle an $GABA_A$-
  Rezeptoren
- t_{max} 1–3 h, 1–4 h (N_1-Hydroxyethyl-Flurazepam), 0,5–96 h
  (N_1-Desalkyl-Flurazepam); $t_{1/2}$ 2,3–3,4 h, 19–133 h (N_1-
  Desalkyl-Flurazepam)
- Überwiegender Abbau durch CYP3A4 und -2C19 in die
  aktiven Metabolite N_1-Hydroxyethyl-Flurazepam und N_1-
  Desalkyl-Flurazepam.

  Darreichungsform
  - 27,42-mg-Filmtabletten

- Indikationen
- Kurzzeitbehandlung von Ein- und Durchschlafstörungen

- **Dosierung**
- 13,71 mg → 27,42 mg/Tag, vor dem Schlafengehen

- **Unerwünschte Arzneimittelwirkungen**
- **Häufig**
  Gedämpfte Emotionen
  Somnolenz, verringerte Aufmerksamkeit, Ataxie, Schwindel-
  gefühle, Kopfschmerzen, Schmeckstörung, anterograde
  Amnesien
  Muskelschwäche
  Müdigkeit

- **Klinische Hinweise**
- [+] In klinischen Studien an jungen Erwachsenen wurde **Wirk-
  samkeit nachgewiesen** bei der Behandlung von Ein- und
  Durchschlafstörungen nachgewiesen.
- [+] Benzodiazepine gehören mit zu den verträglichsten und
  am sichersten einzusetzenden Wirkstoffen.
- [–] Gemäß der S1-Leitlinie „Nichtorganische Schlafstörungen"
  (Stand 01.07.2018) soll eine medikamentöse Therapie bei
  Kindern und Jugendlichen nur nach Ausschöpfung ver-
  haltenstherapeutischer Interventionen („Schlafhygiene")
  und nur zur vorübergehenden Entlastung über wenige
  Wochen eingesetzt werden.

- **Cave!**
  - **Risiko einer Abhängigkeits-Entwicklung,** von
    Gedächtnisstörungen und einer verminderten
    Wahrnehmungs- und Reaktionsfähigkeit → In
    der Regel sollte **Einnahmedauer** von **4 Wochen**
    nicht überschritten werden und die Dosis so
    gering wie möglich gehalten werden.

- Abhängigkeitserkrankungen in der
  Vorgeschichte erfragen
- Vor allem bei Kindern können **paradoxe
  Reaktionen** mit akuter Erregung, Verwirrung
  und Veränderung des psychischen Zustands
  auftreten. → Absetzung
- Aufgrund der langen $t_{1/2}$ sind Kumulationseffekte
  bei wiederholter Einnahme und dadurch
  zunehmend Hangover-Effekte, insbesondere
  bei niereninsuffizienten Patienten,
  möglich. → Aufklärung über Beeinträchtigungen
  im Straßenverkehr, Schule, Arbeitsplatz
- Muskelrelaxierende Wirkung → Aufklärung über
  erhöhte Sturzgefahr

Fluvoxamin

- Antidepressivum
- SSRI, keine/geringe Affinität zu anderen Rezeptoren
- t_{max} 3–8 h, ohne Einfluss der Nahrungsaufnahme; $t_{1/2}$ im
  Mittel 13–15 h
- Überwiegender Abbau durch CYP2D6 und -1A2 und
  P-Glykoproteine in nicht aktive Metabolite

Darreichungsformen

- 5 0- und 100-mg-Filmtabletten

- **Indikationen**
- *Zwangsstörungen bei Kindern und Jugendlichen ab 8 Jahren*
- Depressive Erkrankungen
- Bulimia nervosa

- **Dosierung**
- Zwangsstörungen: 25 mg/Tag → 50–200 (300) mg/Tag
  wenn > 50 mg/Tag, in 2 Einzelgaben (höhere Dosierung am
  Abend), Erhöhung in 25-mg-Schritten je nach Verträglich-
  keit alle 4–7 Tage.
- Depression: 50–100 mg/Tag → 200 mg/Tag > 150 mg in 2–3
  Einzelgaben
- Bulimia nervosa: 50–100 mg/Tag → 100–150 mg/Tag

- **Unerwünschte Arzneimittelwirkungen**
- **Häufig**
  Anfangs vorübergehende Übelkeit evtl. mit Erbrechen,
  Bauchschmerzen, Obstipation, Diarrhoe, Mundtrockenheit,
  Dyspepsie
  Palpitationen, Tachykardie
  Anorexie, Agitiertheit, Angst, Nervosität, Schlaflosigkeit
  Kopfschmerz, Schwindel, Somnolenz, Tremor
  Hyperhidrose, Schwitzen
  Asthenie, Missstimmung
- **Häufig bei Kindern und Jugendlichen**
  Schlaflosigkeit, Asthenie, Agitation, Hyperkinesie,
  Somnolenz, Dyspepsie

- **Klinische Hinweise**
- [+] **Wirksamkeit** von SSRIs in klinischen Studien bei der
  Behandlung von **Zwangserkrankungen** im Kindes- und
  Jugendalter **nachgewiesen.** Aufgrund der Zulassung **1. Wahl**
- [+] **Wirksamkeit** bei Erwachsenen mit einer **Bulimia nervosa**
  nachgewiesen (Reduktion von Essanfällen und Erbrechen),
  jedoch spärliche Datenlage bei Kindern und Jugendlichen.
- [+] Gute Überdosierungssicherheit

[+] Geringes Risiko für Gewichtszunahme

[+] Geringes Risiko für sexuelle Dysfunktionen

[+] Dosierung gut steuerbar aufgrund der im Vergleich zu Fluoxetin kürzeren $t_{1/2}$

[−] Gemäß der nicht mehr gültigen S3-Leitlinie „Behandlung von **depressiven Störungen** bei Kindern und Jugendlichen" (Stand: 01.07.2013) sollte Citalopram, Escitalopram oder Sertralin empfohlen werden, **wenn Fluoxetin nicht möglich** oder nicht gewünscht ist.

❶ Cave!

- **Erst** treten ggf. die meist innerhalb 14 Tagen vorübergehenden **UAWs** auf, **danach** die gewünschte **Wirkung** → Gut vorher aufklären wegen Adhärenz

- Erhöhtes Risiko für suizidales Verhalten (Suizidgedanken und Suizidversuche) sowie feindseliges Verhalten in klinischen Studien mit SSRIs bei Depressiven → Häufigere Untersuchungen bezüglich suizidaler Symptome vor allem zu Beginn der Behandlung

- Als **schwerwiegende UAWs** in klinischen Studien mit Kindern und Jugendlichen berichtet: Agitation und Hypomanie.

- Fluvoxamin hemmt CYP1A2 und -2C19. Bei Komedikation mit Wirkstoffen, die durch diese Enzyme metabolisiert werden → Erhöhte Plasmakonzentrationen dieser Wirkstoffe und ggfs. Dosisanpassung (siehe ◨ Tab. A.7) → TDM indiziert!

Guanfacin

- Nicht-Psychostimulanz, Antihypertonikum mit zentraler antiadrenerger Wirkung
- α_{2A}-adrenerger Rezeptor-Agonist, 15–20-mal weniger affin zu α_{2B}- und α_{2CB}- adrenergen Rezeptoren
- t_{max} ca. 5 h, $t_{1/2}$ ca. 18 h
- Überwiegender Abbau durch CYP3A4 und -3A5 in nicht aktive Metabolite

---

Darreichungsformen

- 1-, 2-, 3- und 4-mg-Retardtabletten

- **Indikationen**
- *Monotherapie von ADHS bei Kindern und Jugendlichen im Alter von 6–17 Jahren, für die eine Behandlung mit Psychostimulanzien nicht in Frage kommt*
- Aggression bei Patienten mit ADHS und autistischen Störungen
- Tic-Störungen mit komorbider ADHS
- Störung des Sozialverhaltens mit komorbider ADHS

- **Dosierung**
- ADHS: 1 mg, 1-mal täglich → 0,05–0,12 mg/kg KG/Tag, in wöchentlichem Abstand Dosiserhöhung um 1 mg Höchstdosis 4 mg/Tag (Kinder $\geq$ 25 kg KG, Jugendliche 34–41,4 kg KG), 5 mg/Tag (Jugendliche 41,5–49,4 kg KG), 6 mg/Tag (Jugendliche 49,5–58,4 kg KG), 7 mg/Tag (Jugendliche $\geq$ 58,5 kg KG)
- Aggression und Störung des Sozialverhaltens: 0,5 mg vor dem Schlafengehen → 3 mg/Tag verteilt auf 1 oder 2 Dosen, Dosissteigerung um 0,5 mg alle 5–7 Tage

— Tic-Störungen: 0,5 mg vor dem Schlafengehen → 4 mg/Tag
  verteilt auf 1 oder 2 Dosen, Dosissteigerung um 0,5 mg alle
  5–7 Tage

- **Unerwünschte Arzneimittelwirkungen**
— **Sehr häufig**
  Somnolenz, Kopfschmerzen, Bauchschmerzen, Ermüdung
— **Häufig**
  Verminderter Appetit
  Depression, Angst, Affektlabilität, Insomnie, Durchschlaf-
  störungen, Albträume, Sedierung, Schwindel, Lethargie
  Bradykardie, Hypotonie, orthostatische Hypotonie
  Erbrechen, Diarrhoe, Übelkeit, Verstopfung, Bauch-/Magen-
  beschwerden, Mundtrockenheit
  Hautausschlag, Enuresis, Reizbarkeit
  Gewichtszunahme

- **Klinische Hinweise**
[+] Gemäß der S3-Leitlinie „Aufmerksamkeitsdefizit-/
  Hyperaktivitätsstörung **(ADHS)** im Kindes-, Jugend- und
  Erwachsenenalter" (Stand: 02.05.2017) ist Guanfacin eine
  mögliche Option in der Behandlung der ADHS.
[+] Unterliegt nicht der BtMVV
[+] Bei Tic-Störungen mit komorbider ADHS sinnvoll, da
  dadurch die mit ADHS assoziierten Symptome wie Reiz-
  barkeit, verringerte Frustrationstoleranz, gestörte Impuls-
  kontrolle und aggressive Anspannung gelindert werden.
[+] Bei ADHS mit komorbiden Tic-Störungen gute Wirkung
  in Kombination mit Methylphenidat
[+] Gute klinische Erfahrungen bei Therapieresistenz von Tic-
  Störungen ohne komorbide ADHS
[+] Gemäß der „**S3-Leitlinie Störungen des Sozialverhaltens:**
  Empfehlung zur Versorgung und Behandlung (Stand:

23.09.2016)" kann Guanfacin bei der pharmakologischen Behandlung einer hyperkinetischen Störung des Sozial-verhaltens **bei Nicht-Ansprechen auf Psychostimulanzien** indiziert sein.

❶ Cave!

— Die **volle Wirksamkeit** bei Behandlung von **Tic-Störungen** zeigt sich erst nach **10–12 Wochen** und nur bei komorbider ADHS.

— **Kardiovaskuläre UAWs** → Vor Beginn der Therapie, regelmäßig während der Therapie und nach Dosis-Erhöhungen Herzfrequenz und Blutdruck kontrollieren (siehe ◘ Tab. A.3).

— Kann **Schwindel und Schläfrigkeit** verursachen → Patienten vor diesen UAWs warnen und darauf hinweisen, dass diese einen Einfluss haben auf die Fähigkeit, Fahrzeuge zu führen, Maschinen zu bedienen oder Rad zu fahren.

— Wird hauptsächlich durch CYP3A4 metabolisiert → In der Kombination mit Pharmaka, die dieses Enzym hemmen oder induzieren (siehe ◘ Tab. A.7), sind klinisch relevante pharmakokinetische Wechselwirkungen zu erwarten, die eine Dosisanpassung notwendig machen könnte. → TDM indiziert!

Haloperidol

— Hochpotentes Antipsychotikum der 1. Generation
— Hochaffiner D_{2-4}- Dopamin-Rezeptorantagonist; keine/ geringe Affinität zu anderen Neurotransmitter-Rezeptoren

- t_{max} 2–6 h (oral), 20 min (i.m.); $t_{1/2}$ im Mittel 24 h (15–37 h, oral und i.m.)
- Fast vollständige Metabolisierung durch CYP2D6 und -3A4, Aldo-Keto-Reduktase, UDP-Glucuronosyl-Transferase

---

Darreichungsform

- 1-, 2-, 5-, 12- und 20-mg-Tabletten
- 2- und 10-mg/ml-Tropfen zum Einnehmen
- 5-mg/ml-Ampullen zur i.m. Injektion
- 50- und 100-mg/ml-Decanoat-Lösung zur i.m. Injektion

- Indikationen
- **Schizophrenie** *bei Jugendlichen im Alter von 13–17 Jahren, wenn andere pharmakologische Therapien versagt haben oder unverträglich sind* (Tabletten, Tropfen)
- *Schwere persistierende **Aggression** bei Kindern und Jugendlichen mit Autismus oder tiefgreifenden Entwicklungsstörungen im Alter von 6–17 Jahren, wenn andere Therapien versagt haben oder unverträglich sind* (Tabletten, Tropfen)
- ***Tics** einschließlich Tourette-Syndrom bei stark beeinträchtigten Kindern und Jugendlichen im Alter von 10–17 Jahren nach Versagen psychoedukativer, psychologischer und anderer pharmakologischer Therapien* (Tabletten, Tropfen)
- Erhaltungstherapie bei schizophrenen Patienten, die mit oralem Haloperidol stabilisiert sind (Decanoat-Lösung)
- Akute psychomotorische Erregungszustände im Rahmen einer psychotischen Störung oder manischen Episoden einer bipolaren Störung I (Ampullen)
- (Auto-)Aggressives Verhalten, Hyperaktivität bei mentaler Retardierung oder Patienten mit organischem Psychosyndrom

- Als Komedikation zur Kurzzeitbehandlung bei mittlerer bis
  starker psychomotorischer Agitation, gewalttätigem oder
  schwer impulsivem Verhalten
- Akutbehandlung des Deliriums, wenn nicht-pharmako-
  logische Therapien versagt haben (Ampullen)
- Leichte bis mittelgradige Chorea-Huntington

- **Dosierung**
- Schizophrenie: Es muss die niedrigst mögliche Dosierung
  (= zufriedenstellende antipsychotische Wirkung bei
  geringstmöglichen UAWs) sowohl für die Akutbehandlung
  als auch für Rückfallpropyhlaxe bestimmt werden:
  0,5–3 mg/Tag → 5 mg/Tag, in 2–3 Dosen bei > 3 mg
- Aggression:
  0,5–3 mg/Tag (6–11 Jahre)
  0,5–5 mg/Tag (12–17 Jahre)
  Notwendigkeit einer Weiterbehandlung nach 6 Wochen
  überprüfen
- Tic/Tourette: 0,5–3 mg/Tag → 10 mg/Tag, Notwendigkeit
  einer Weiterbehandlung alle 6–12 Monate überprüfen
- Notfall bei agitierten psychotischen Patienten: 2–5 mg (i.m.),
  erneute Gabe in der Regel nach 4–8 h, abhängig von der
  Symptomatik auch stündlich möglich

- **Unerwünschte Arzneimittelwirkungen**
- **Sehr häufig**
  Schlaflosigkeit, Agitiertheit
  EPS, Hyperkinesie, Kopfschmerzen
- **Häufig**
  Psychotische Störung, Depression
  Tardive Dyskinesie, Akathisie, Bradykinesie, frühe
  Dyskinesie, Dystonie, Hypokinesie, Erhöhter Muskeltonus,
  Schwindel, Somnolenz, Tremor
  Blickkrampf, Sehstörungen

Hypotonie, orthostatische Hypotonie
Erbrechen, Übelkeit, Obstipation, Mundtrockenheit, Hypersalivation
Anomaler Leberfunktionstest
Harnretention
Erektile Dysfunktion
Gewichtszunahme, Gewichtsverlust

- Klinische Hinweise
[+] Gut einsetzbar bei psychiatrischen Notfallsituationen, z. B. auch bei Agitation bei unklaren Mischintoxikationen, da verhältnismäßig wenige Interaktionen
[+] Risiko für pathologische QTc-Zeit-Verlängerung bei Patienten unter 18 Jahren, die keine kardialen Vorerkrankungen hatten, gering
[+] Geringes Risiko für Gewichtszunahme
[–] Gemäß der **S3-Leitlinie „Schizophrenie"** (Stand 15.03.2019), die für die gesamte Lebensspanne Gültigkeit hat, wird die **Anwendung** von Haloperidol aufgrund des hohen Risikos für EPS **nicht als 1. Wahl** bei der Behandlung von Positivsymptomen der Schizophrenie **empfohlen.**
[–] Bei der Behandlung von **Tic-Störungen** aufgrund des hohen Risikos für EPS Medikation der **3. Wahl.**

❗ Cave!
— Relativ hohes Risiko für das Auftreten von EPS, insbesondere bei höheren Dosierungen → Dosisreduktion oder Absetzung und Umstellung auf Wirkstoff mit geringerem Risiko; Komedikation mit Anticholinergika (siehe ▢ Tab. A.6).
— **Bei Langzeittherapie** → Kontrolle hinsichtlich Spätdyskinesien

- QTc-Zeit kann sich **bei i.v. Anwendung**
  verlängern und/oder zu ventrikulären
  Arrhythmien führen → EKG-Kontrollen!
- **Kann** die Krampfschwelle
  herabsetzen → Komedikation Lorazepam
  (0,5–2 mg i.v.) als Krampfschutz vor allem bei
  Epileptikern und Patienten mit Intelligenzminderung oder bei Alkoholentzug
- Potenzierung zentral-dämpfender Wirkung
  anderer Substanzen (Sedativa, Hypnotika,
  Alkohol etc.)

Hydroxyzin

- Sedativum/Hypnotikum, mit sedierender,
  muskelrelaxierender, anxiolytischer, krampflösender und
  antiemetischer Wirkung
- Zentral gängiger H_1-Histamin-Rezeptorantagonist
- t_{max} ca. 2 h, $t_{1/2}$ 7–20 h (Erwachsene), 7 ± 2 h (Kinder)
- Metabolisierung durch CYP3A4, -3A5 und Alkohol-
  Dehydrogenase

  Darreichungsformen
  - 25-mg-Filmtabletten

- Indikationen
- *Psychogen-bedingte Schlafstörungen bei Kindern ab dem Alter
  von 10 Jahren*
- Symptomatische Behandlung von Juckreiz bei Nesselsucht
  (Urtikaria) und Ekzem (Neurodermitis) bei Kindern ab dem
  Alter von 6 Jahren
- Symptomatische Behandlung von Angst- und Spannungs-
  zuständen

– Zur Ruhigstellung vor chirurgischen Eingriffen (Prämedikation) bei Kindern ab dem Alter von 10 Jahren und Erwachsenen

▪ **Dosierung**
– 37,5–75 mg abends vor dem Schlafengehen

▪ **Unerwünschte Arzneimittelwirkungen**
UAWs, die in plazebokontrollierten klinischen Studien beobachtet wurden:

UAW	% Verum	% Plazebo
Somnolenz	13,74	2,70
Kopfschmerzen	1,63	1,90
Ermüdung	1,36	0,63
Mundtrockenheit	1,22	0,63

▪ **Klinische Hinweise**
[–] Gemäß der S1-Leitlinie „Nichtorganische Schlafstörungen" (Stand 01.07.2018) soll eine **medikamentöse Therapie** bei Kindern und Jugendlichen nur nach Ausschöpfung verhaltenstherapeutischer Interventionen („Schlafhygiene") und **nur zur vorübergehenden Entlastung** über wenige Wochen eingesetzt werden. Antihistaminika können zum Einsatz kommen, jedoch wird Hydroxyzin nicht erwähnt.

❶ **Cave!**
– Dauer der Behandlung sollte 2 Wochen nicht überschreiten
– Toleranzentwicklung und Entzugssymptome nach Absetzung möglich

Imipramin

— (Trizyklisches) Antidepressivum mit antinozizeptiver (schmerzlindernder) Wirkung
— Nichtselektiver Monoamin-Wiederaufnahme-Hemmer von Noradrenalin und Serotonin; Antagonisierung von muscarinergen M_1- und M_2-ACh-, histaminergen H_1- und H_2-, adrenergen α_1- und α_2- und serotoncrgen 5-HT_1- und 5-HT_2-Rezeptoren
— t_{max} im Mittel 2,2 h, $t_{1/2}$ im Mittel 22 h (11–25 h)
— Überwiegender Abbau durch CYP1A2, -2C19, -2D6 und -3A4 und UDP-Glukuronosyl-Transferase in aktive Metaboliten 2-Hydroxy-Imipramin und 2-Hydroxy-Desipramin sowie weitere inaktive Metabolite

---
Darreichungsformen

— 10-, 25- und 100-mg-Tabletten

■ **Indikationen**
— *Enuresis ab dem Alter von 5 Jahren und Ausschluss organischer Ursachen*
— *Pavor nocturnus im Rahmen eines therapeutischen Gesamtkonzeptes ab 5 Jahren*
— Depressive Syndrome
— Langfristige Schmerzbehandlung

■ **Dosierung**
— Enuresis (Einnahme zur Schlafenszeit) und Pavor nocturnus: (1–2 Dosen): 0,3–1 mg/kg KG, entspricht in etwa
5–8-Jährige: 20 mg/Tag
9–14-Jährige: 20–50 mg/Tag
ab 15 Jahren: 50–80 mg/Tag

– Depression: max. 2,5 mg/kg KG (verteilt auf 1–2 Dosen)
 entspricht in etwa:
 25 mg/Tag → 50–150 mg/Tag → 300 mg/Tag, nur unter
 stationären Bedingungen

- **Unerwünschte Arzneimittelwirkungen**
- **Häufig**
 Benommenheit, Müdigkeit, Schlafstörungen, Unruhe,
 Verstärkung von Angst und Erregung, Umschlagen der
 Depression in Hypomanie oder Manie, Verwirrtheits-
 zustände und andere delirante Symptome (v. a. bei älteren
 Patienten)
 Tremor, Schwindel
 Hypotonie, orthostatische Dysregulation, Tachykardie,
 klinisch nicht relevante EKG-Veränderungen
 Obstipation, passager Anstieg der Leberenzymaktivitäten,
 Zunahme des Körpergewichtes

- **Klinische Hinweise**
[–] In der „S2k-Leitlinie zur „Enuresis und nicht-organischen
 (funktionellen) Harninkontinenz bei Kindern und
 Jugendlichen" ist die **Apparative Verhaltenstherapie** mit
 Klingelgerät oder -matte das Mittel der 1. Wahl; die
 Pharmakotherapie ist 2. Wahl.
[–] Die medikamentöse Behandlung der Insomnie ist bei
 Kindern und Jugendlichen die Ausnahme; vorrangig
 sind Psychoedukation („Schlafhygiene") und verhaltens-
 therapeutische Maßnahmen (Weiterführend AWMF S3
 Leitlinien zu Schlafstörungen); für die Behandlung einer
 Schlafstörung in Verbindung mit Depression kommen
 Mianserin oder Mirtazapin in Frage.
[–] Nach der S3-Leitlinie „Behandlung von depressiven
 Störungen bei Kindern und Jugendlichen" sollen tri-
 zyklische Antidepressiva nicht eingesetzt werden.

❶ Cave!
- Geringe Überdosierungssicherheit
- Dosen von mehr als 1 mg/kg KG auf mehrere Dosen verteilen
- Um **Long-QT-Syndrom** auszuschließen → Vor Beginn einer Medikation körperlich-neurologische Untersuchung und EKG durchführen sowie Familienanamnese hinsichtlich Herz-Kreislauferkrankungen erheben.
- Bei **verlängerter QTc-Zeit** → Kein Einsatz von trizyklischen Antidepressiva
- Engmaschige Verlaufskontrollen bei Eindosierung inkl. EKG (langer Streifen) → siehe ◨ Tab. A.3

Johanniskraut-Trockenextrakt (*Hypericum perforatum L*)

- Phytopharmakon, pflanzliches Antidepressivum
- Gesamtextrakte bewirken eine Hemmung der MAO wie auch der COMT; die MAO-Hemmung durch Hypericin ist deutlich geringer als die durch den Gesamtextrakt; die COMT-Hemmung wird den Flavonoiden zugeordnet; Wiederaufnahme-Hemmung von Serotonin, Noradrenalin und Dopamin und eine Modulation von GABAergen und glutamatergen Stoffwechselwegen
- Keine pharmakinetischen Daten für einzelne Bestandteile (Hypericine, Flavonoide und Hyperforin) verfügbar
- Für definierten methanolischen Extrakt: t_{max} 0,4 h (Pseudohypericin), 1,9 h (Hypericin); $t_{1/2}$ 18–24 h (Pseudohypericin), 24–48 h (Hypericin)
- Wirkstoffe wie Hyperforin werden durch CYP3A4 metabolisiert

---

┌─ **Darreichungsformen** ──────────────────────────────

- Hartkapseln mit 450-mg-Trockenextrakt aus
  Johanniskraut (3,6–6,0:1), Auszugsmittel Ethanol
  60 % (m/m)

└──

- **Indikationen**
- *Leichte vorübergehende depressive Störungen bei Patienten ab
  12 Jahren*

- **Dosierung**
- 425 mg, 2-mal am Tag morgens und abends

- **Unerwünschte Arzneimittelwirkungen**

Vor allem bei hellhäutigen Personen, die starker Bestrahlung
(Sonne, Solarium) ausgesetzt sind, kann es durch
erhöhte Empfindlichkeit der Haut gegenüber UV-Licht
(Photosensibilisierung) zu sonnenbrandähnlichen Reaktionen
der Hautpartien kommen.

Weiterhin können vermehrt allergische Exantheme, gastrointestinale Beschwerden, Müdigkeit, Unruhe, Parästhesien und
Erhöhungen der Leberwerte auftreten.

- **Klinische Hinweise**
- [+] Kann verordnet werden, wenn depressive Symptomatik
  nicht zu schwer ausgeprägt ist, Eltern absolut gegen
  Psychopharmaka sind, aber pflanzliche Mittel akzeptieren
  bzw. wünschen.
- [–] Es gibt **keine klinischen Studien zur Wirksamkeit** bei
  depressiven Kindern und Jugendlichen.
- [–] Gemäß der nicht mehr gültigen S3-Leitlinie „Behandlung
  von depressiven Störungen bei Kindern und Jugendlichen" (Stand: 01.07.2013) sprechen gegen den Einsatz von
  Johanniskraut mögliche UAWs.

❶ Cave!
- Standardisierung und Qualitätsaspekte spielen im Zusammenhang mit Johanniskraut-Extrakten eine wichtige Rolle, da verschiedene Präparate aufgrund der unterschiedlichen Zusammensetzung von Johanniskraut-Bestandteilen unterschiedliche Ergebnisse in Bezug auf die Wirksamkeit erbringen können. → **Nur Präparate verwenden, die zugelassen** und **apothekenpflichtig** sind
- **Kontraindikation:** Schwangerschaft, Stillzeit, andere Antidepressiva, hormonelle Kontrazeptiva, Lichtempfindlichkeit der Haut
- **Hyperforin induziert CYP3A4** → Bei Komedikation mit Wirkstoffen, die auch durch CYP3A4 metaboliert werden (bestimmte Immunsuppressiva, Anti-HIV-Arzneimittel, Zytostatika, Antikoagulanzien) → Senkung der Blutspiegel dieser Wirkstoffe und Minderung deren Wirksamkeit → TDM indiziert!

Lamotrigin

- Antikonvulsivum mit stimmungsstabilisierender Wirkung
- Primäre Hemmung aktions- und spannungsabhängiger Na^+-Kanäle; Reduktion der Fähigkeit von Neuronen, Salven hochfrequenter Aktionspotentiale abzufeuern, Hemmung der Freisetzung von Glutamat
- t_{max} ca. 2,5 h, $t_{1/2}$ ca. 33 h (14–103 h)
- Abbau durch UDP-Glucuronosyl-Transferase, diese kann dosisabhängig durch Lamotrigin induziert werden, wodurch dessen Abbau beschleunigt wird

---

Darreichungsform

— 25-, 50-, 100- und 200-mg-Tabletten

- **Indikationen**
- Prävention depressiver Episoden bei Patienten mit Bipolar-I-Störung und überwiegend depressiven Episoden
- Zusatz- oder Monotherapie von partiellen und generalisierten Anfällen, einschließlich tonisch-klonischer Anfälle sowie Anfälle beim Lennox-Gastaut-Syndrom (ab 13 Jahren)
- Zusatzbehandlung von partiellen und generalisierten Anfällen, einschließlich tonisch-klonischer Anfälle und Anfälle beim Lennox-Gastaut-Syndrom sowie Monotherapie typischer Absence-Anfälle (2–12 Jahre)

- **Dosierung**
- Bipolare Störungen:
  0,35 mg/kg KG/Tag (**Kinder < 12 Jahre**) in 2 Gaben, bei ungenügender Wirksamkeit nach 2 Wochen und guter Verträglichkeit → 0,70 mg/kg KG/Tag bis Woche 4 → 1,40 mg/kg KG/Tag in Woche 5 → 2,10 mg/kg KG/Tag in Woche 6 → 5–15 mg/kg KG/Tag (max. 400 mg in 2 Dosen), wöchentliche Erhöhung um 1 mg/kg KG/Tag
  25 mg/Tag (**Kinder ≥ 12 Jahre**) in 2 Gaben in Woche 1 und 2 → 50 mg/Tag nach 4 Wochen → 300–500 mg/Tag, wöchentlich Aufdosierung 50 mg
- Epilepsie:
  0,3 mg/kg KG/Tag (**Kinder 2–12 Jahre**) in Woche 1 und 2 → 0,6 mg/kg KG/Tag in Woche 3 und 4 → 1–15 mg/kg KG/Tag (200 mg/Tag), jeweils 1-mal täglich oder aufgeteilt in 2 Einzeldosen
  25 mg/Tag (**Kinder ab 13 Jahre**) in Woche 1 und 2 → 50 mg/Tag in Woche 3 und 4 → 100 mg/Tag in Woche 5 → 200 mg/Tag

- ■ Unerwünschte Arzneimittelwirkungen
- ━ **Sehr häufig**
  Kopfschmerzen, Hautausschlag
- ━ **Häufig**
  Aggressivität, Reizbarkeit
  Somnolenz, Schwindel, Tremor, Insomnie, Agitiertheit
  Übelkeit, Erbrechen, Diarrhoe, Mundtrockenheit
  Arthralgie, Müdigkeit, Schmerzen, Rückenschmerzen

- ■ Klinische Hinweise
- [+] Gute Verträglichkeit in zwei offenen klinischen Studien bei Kindern und Jugendlichen mit einer bipolaren Störung
- [+] Nur marginale Gewichtsveränderungen unter einer Therapie bei Kindern und Jugendlichen mit einer bipolaren Störung

> 🛇 Cave!
> - ━ Bei der Akutbehandlung einer bipolaren Störung ist zu beachten, dass aufgrund der Erfordernis der sehr langsamen Aufdosierung, eine **Wirkung erst nach mehreren Wochen zu erwarten** ist.
> - ━ Bei Kindern besondere Gefahr **lebensbedrohlicher Hautreaktionen,** insbesondere bei rascher Auftritierung und in Kombination mit Valproinsäure (Stevens-Johnson-Syndrom, Lyell-Syndrom)
> - ━ Kann zu verminderter Wirksamkeit von Kontrazeptiva führen

Levomepromazin

- ━ Niedrigpotentes Antipsychotikum der 1. Generation mit sedierender Wirkung

- Niedrigaffiner D_2-Dopamin-Rezeptor-Antagonist, hohe Affinität zum H_1-Histamin- (antipruriginöser Effekt!), Serotonin-5 HT_2- und adrenergen α_1-Rezeptoren; niedrige Affinitäten zu ACh-Rezeptoren
- t_{max} 2–3 h, $t_{1/2}$ 30 h
- Metabolismus vorwiegend durch CYP1A2 und -3A4

Darreichungsformen

- 10-, 25-, 50- und 100-mg-Tabletten
- 40-mg/ml-Tropfen zum Einnehmen
- 25-mg/ml-Injektionslösung

- **Indikationen**
- Psychomotorische Unruhe und Erregungszustände im Rahmen psychotischer Syndrome
- Akute Erregungszustände bei manischen Episoden
- Aggressive Verhaltensweisen und Impulskontrollstörungen
- Selbstverletzendes Verhalten, Suizidalität, Schneidedruck
- Kombinationstherapie bei der Behandlung von Schmerzen

- **Dosierung**
- Psychomotorische Unruhe und Erregungszustände, selbstverletzendes Verhalten, Suizidalität, Schneidedruck, aggressive Verhaltensweisen und Impulskontrollstörungen: 15–25 mg 1–4-mal am Tag **(Kinder)** 25–50 mg 1–4-mal am Tag **(Jugendliche)** → 150–300 mg/Tag in 3–4 Gaben

- **Unerwünschte Arzneimittelwirkungen**
- **Sehr häufig** Müdigkeit (zu Beginn der Behandlung)

Orthostatische Dysregulation, Hypothonie und Tachykardie
(zu Beginn der Behandlung)
EKG-Veränderungen (Erregungsleitungsstörungen)
Vermindertes Schwitzen
- **Häufig**
Gewichtszunahme
EPS wie Frühdyskinesien, Parkinson-Syndrom, Akathisie
Blickkrämpfe
Akkomodationsstörungen, Erhöhung des Augeninnen-
drucks
Gefühl verstopfter Nase
Obstipation, Übelkeit, Erbrechen, Diarrhoe, Appetitverlust,
Mundtrockenheit
Miktionsstörungen

- Klinische Hinweise
[+] Gute initiale Sedierung
[+] Relativ geringes Risiko für EPS
[+] Einsatz v. a. in der Akuttherapie bei ausgeprägter Unruhe
und Erregungszuständen
[+] Mit den Tropfen bei Kindern feine und individuell flexible
Dosistitrierung möglich.
[+] Gemäß der S2k-Leitlinie „Suizidalität im Kindes- und
Jugendalter" (Stand: 31.05.2016) kann **bei akuter Suizidali-
tät**, in Ergänzung zu kontinuierlicher Überwachung
und Betreuung und entlastenden Gesprächsangeboten,
vorübergehend zur Entlastung eine sedierende Medikation
aus der Gruppe der niedrigpotenten Antipsychotika (z. B.
auch Levomepromazin) notwendig werden.
[–] Einsatz **nur in Ausnahmefällen** und bei Versagen **geeigneter
Alternativen,** da ausgeprägte kardiovaskuläre und
vegetative UAWs. Bessere Alternativen zur Sedierung
bei psychomotorischen Erregungszuständen Melperon,
Chlorprothixen oder Pipamperon oder auch Benzodiazepine, die ein günstigeres Profil an UAWs aufweisen.

[–] Gemäß der S2k-Leitlinie „Nicht-suizidales selbstverletzendes Verhalten im Kindes- und Jugendalter" (Stand: 20.02.2015) soll ein psychopharmakologische Therapie nie allein eingesetzt werden und nur dann als Ergänzung erwogen werden, wenn sich mittels psychotherapeutischer Verfahren keine Verbesserung von nicht-suizidalem selbstverletzendem Verhalten erreichen lässt. In der Literatur werden u. a. Therapieversuche mit Antipsychotika berichtet, jedoch ist die Studienlage nicht ausreichend, um eine Empfehlung auszusprechen.

❶ Cave!
- Bei **Langzeitbehandlung** → **Überwachung der Herzfunktion** und des Blutbildes
- Hemmt CYP2D6 → Bei Kombination mit einem Wirkstoff (siehe ▣ Tab. A.7), der durch dieses Enzym abgebaut wird, kann dessen Elimination vermindert werden und es besteht das Risiko einer Intoxikation. → TDM indiziert!
- Vermindertes Reaktionsvermögen nach Einnahme möglich
- Kann die Krampfschwelle erniedrigen → Patienten mit Epilepsie müssen sorgfältig überwacht werden.

Lisdexamphetamin

- Psychostimulanz, zentral wirkendes Sympathomimetikum
- Amphetamin-Prodrug: Dopamin- und Noradrenalin-Wiederaufnahme-Hemmer; zusätzlich nicht-exozytotische Transporter-vermittelte Freisetzung von Dopamin und Noradrenalin

- t_{max} im Mittel 3,8 h, 4,7 h (nach fettreicher Mahlzeit); $t_{1/2} <$ 1 h, 11 h (D-Amphetamin)
- Wird nach der Resorption im Magen-Darm-Trakt durch Erythrozyten enzymatisch zu (R)-Amphetamin (= D-Amphetamin-Amphetamin) und (S)-Lysin hydrolisiert; Amphetamin wird sowohl renal unverändert (42 %) als auch in Form des Metaboliten Hippursäure unter Beteiligung von CYP2D6 ausgeschieden.

Darreichungsformen

- 20-, 30-, 40-, 50-, 60- und 70-mg-Hartkapseln

- **Indikationen**
- *ADHS bei Kindern und Jugendlichen ab dem Alter von 6 Jahren, wenn Behandlung mit Methylphenidat unzureichend war*
- Störung des Sozialverhaltens mit komorbider ADHS

- **Dosierung**
- (20)–30 mg/Tag morgens → 70 mg/Tag, schrittweise Dosiserhöhung um wöchentlich 10–20 mg/Tag

- **Unerwünschte Arzneimittelwirkungen**
- **Sehr häufig**
  Verminderter Appetit, Schlafstörungen, Kopfschmerzen, Gewichtsabnahme, Oberbauchschmerzen (nur bei Kindern im Alter von 6– 2 Jahren berichtet)
- **Häufig**
  Angst und Depression, Tic; Affektlabilität und Aggression (nur bei Kindern im Alter von 6–12 Jahren berichtet) Schwindel, Somnolenz; Unruhe und Tremor (nur bei Jugendlichen im Alter von 13–17 Jahren berichtet)

Tachykardie; Palpitationen und Dyspnoe (nur bei Jugendlichen im Alter von 13–17 Jahren berichtet)
Mundtrockenheit, Durchfall, Obstipation (nur bei Kindern
im Alter von 6–12 Jahren berichtet), Oberbauchschmerzen
(nur bei Jugendlichen im Alter von 13–17 Jahren), Übelkeit,
Erbrechen
Hautausschlag (nur bei Kindern im Alter von 6–12 Jahren
berichtet)
Reizbarkeit, Müdigkeit; Zerfahrenheit (nur bei Jugendlichen
im Alter von 13–17 Jahren berichtet), Fieber

- **Klinische Hinweise**
[+] Gemäß der S3-Leitlinie „Aufmerksamkeitsdefizit-/
Hyperaktivitätsstörung (ADHS) im Kindes-, Jugend-
und Erwachsenenalter" (Stand: 02.05.2017) ist
Lisdexamphetamin eine mögliche Option in der
Behandlung der ADHS, jedoch sollte der aktuelle
Zulassungsstatus beachtet werden.
[+] Durch den Prodrug-Effekt ist t_{max} **länger** als unter
Dexamphetamin und auch die **klinische Wirkung** (bis zu
13 h) länger.
[+] Da bei intravenöser Gabe die hydrolytische Spaltung nur
sehr langsam erfolgt, soll das **Missbrauchspotential geringer**
sein als für Dexamphetamin.
[+] Geringes Potenzial für pharmakokinetisch bedingte
Wechselwirkungen
[+] Bei bestimmungsgemäßer Einnahme ist die Arzneimittel-
sicherheit hoch und das Risiko für UAWs gering. In der
Regel treten die UAWs dosisabhängig auf.
[+] Da in Wasser gut löslich, kann jede Dosierung hergestellt
werden und eine **feine Dosistitration erfolgen;** für Kinder
erleichterte und unproblematische Einnahme; bei Jugendlichen wird dadurch Adhärenz gewährleistet.
[–] Unterliegt der BtMVV

❶ Cave!
- Bei **Überdosierung** → Häufig Zunahme von Reizbarkeit und latent aggressivem Verhalten, Tachykardie, Schwitzen → Dosis so niedrig wie nötig
- Bedenken bezüglich der **kardiovaskulären Sicherheit** → Abklärung hinsichtlich vorbestehender kardiovaskulärer Erkrankungen (auch in der Herkunftsfamilie), der Auswahl der geeigneten Medikation und Maßnahmen zur Überwachung der Therapie → Vor einer Therapie Blutdruck- und Herzfrequenz-Kontrolle, EKG (siehe ◨ Tab. A.3)
- Da Appetit, **Gewicht und Größenwachstum** beeinflusst werden können → Regelmäßige Kontrolluntersuchungen von Gewicht, Größe sowie von Wachstumskurven empfohlen (siehe ◨ Tab. A.3)
- **Absetzung** oder **Dosisreduktion** nach längerfristigen Anwendung → Kann zu Entzugssymptomen wie dysphorische Gestimmtheit, Abgeschlagenheit, lebhafte und unangenehme Träume, Insomnie oder Hypersomnie, Appetitzunahme, psychomotorische Verlangsamung und Agitation, Anhedonie und Verlangen nach dem Arzneimittel führen

Lithiumsalze (Lithiumcarbonat, Lithiumsulfat)

- Stimmungsstabilisatoren
- t_{max} 1–3 h, $t_{1/2}$ ~ 24 h, bei Jugendlichen 18 h
- Werden renal unverändert ausgeschieden

> ## Darreichungsformen
>
> — 400-mg (10,8 mmol Li)-Lithiumcarbonat-
>   Retardtabletten
> — 660-mg (12,0 mmol)-Lithiumsulfat-Retardtabletten

■ Indikationen
— *Prophylaxe der bipolaren affektiven Störung und Episoden einer Major Depression bei Kindern ≥ 12 Jahren*
— *Bestimmte akute Depressionen (z. B. Therapieresistenz oder Unverträglichkeit von Antidepressiva) bei Kindern ≥ 12 Jahren*
— *Manische Episode bei Kindern ≥ 12 Jahren*
— Therapie episodisch auftretender, impulsiv-explosiver Ausbrüche von Aggressivität

■ Dosierung
— 4–8 mmol/l/Tag **(Kinder < 25 kg KG),** z. B. 150–300 mg Lithiumcarbonat verteilt auf 2–3 Einzeldosen → Wirkspiegel 0,5–1,0 mmol/l (Ausnahme), Aufdosierung im Abstand von 3–5 Tagen um je 4–8 mmol/l/Tag
8 mmol/l/Tag **(Jugendliche),** z. B. 300 mg Lithiumcarbonat) verteilt auf 2–3 Einzeldosen → Wirkspiegel 0,5–1,0 mmol/l und nur in Einzelfällen bei Jugendlichen 1,2 mmol/l (bei bipolarer manisch-depressiver Psychose), Aufdosierung im Abstand von 3–5 Tagen um max. 8 mmol/l/Tag
Kontrolle der Lithium-Serumspiegel etwa 1 Woche nach Beginn der Therapie 12 h nach letzter Applikation, alle 3–5 Tage nach Veränderung der Dosis

- ■ **Unerwünschte Arzneimittelwirkungen**
- ▬ **Vorwiegend zu Beginn der Behandlung** (Häufigkeiten nicht bekannt)
  Polydipsie, Polyurie
  Muskelschwäche sowie feinschlägiger Tremor der Hände
  Übelkeit, Brechreiz, Durchfall
  Allgemeines Unwohlsein, Schwindel
  Polyurie und Polydipsie können persistieren
- ▬ **Während der Behandlung** (Häufigkeiten nicht bekannt)
  Leukozytose
  Euthyreote Struma, Hypothyreosen, Hyperglykämie, Hyperparathyreodismus, Hyperkalzämie, Hypermagnesämie
  Häufig Gewichtszunahme (z. T. dosisabhängig)
  Verwirrtheit, Halluzinationen, Delirium
  Feinschlägiger Tremor der Hände, verwaschene Sprache, Myoklonus, Faszikulationen, benigne intrakraniale Hypertension, Kopfschmerzen, Geschmacksstörungen, Gedächtnisverlust, Stupor, Koma
  UAWs, die zu Stürzen führen können: Schwindel, Bewusstseinseinschränkung, anormale Reflexe (z. B. anormaler Sehreflex), Krampfanfälle, extrapyramidal-motorische Symptome, Enzephalopathie, zerebelläres Syndrom (gewöhnlich reversibel), unwillkürliche Bewegungen der Extremitäten, Ataxie, choreoathetotische Bewegungen, Synkopen, Koordinationsstörungen, Benommenheit, Somnolenz
  Periphere Neuropathie, die gewöhnlich reversibel ist
  Nystagmus, Gesichtsfeldausfälle, Verschwommensehen
  Augenreizung (meist reversibel), Exophthalmus (nicht immer in Verbindung mit Schilddrüsenerkrankungen), Schwellung der Papille durch erhöhten intrakraniellen

Druck (Papillenödem) mit möglicher Sehverschlechterung
(i.A. reversibel)

Arrhythmien (meist Bradykardie, Sinusknotendys-
funktion), EKG-Veränderungen (z. B. reversible T-Wellen-
Abflachung, T-Wellen-Inversion, QT-Verlängerungen),
Kardiomyopathien, AV-Block

Abdominale Beschwerden, Anorexie, Übelkeit, Erbrechen,
Durchfall, Gastritis, Störung der Geschmacksempfindung,
Mundtrockenheit sowie exzessive Speichelproduktion

Initial Na^+ und K^+-Verlust, sollte sich nach 1 Woche
normalisieren; Symptome einer nephrogenen Diabetes
insipidus (wie Polyurie, Polydipsie sowie Harninkontinenz):
normalerweise reversibel

Muskelschwäche, Myalgie, Arthralgie, Rhabdomyolyse, periphere Ödeme, Urtikaria, Angioödem

– **Bei Langzeitbehandlung**

Bildung von Mikrozysten, Onkozytomen und Karzinomen
der Sammelrohre der Niere und Einschränkung der Nierenfunktion

■ **Klinische Hinweise**

[+] Minderung aggressiver Verhaltensweisen bei Kindern und
Jugendlichen in klinischen Studien nachgewiesen.

[–] Bei Kindern ist die Behandlung mit Lithiumsalzen sehr
zurückhaltend indiziert (1. Wahl Quetiapin). Wirksamkeit für Akutbehandlung und Rezidivprophylaxe bipolarer
Störungen im Erwachsenenalter zwar nachgewiesen, jedoch
scheinen Kinder und Jugendliche weniger zu profitieren.

[–] Geringe therapeutische Breite → Hohe Anforderung
an Adhärenz hinsichtlich verlässlicher Medikation und
regelmäßiger Kontrolluntersuchungen

Vor der Therapie

– Anamnese, Exploration und Untersuchung bezüglich absoluter und relativer Kontraindikationen
– Bei Patientinnen im gebärfähigen Alter: Schwangerschaftstest (aufgrund der Teratogenität von Lithiumsalzen effektive Kontrazeption sicherstellen!)
– Labor: Urinstatus, Creatinin-Clearance, Schilddrüsenwerte (T3, T4, TSH), Blutbild, Elektrolyte, Blutglukose
– Blutdruck, Puls und EKG
– Halsumfang (Struma?)
– Körpergewicht (Gewichtszunahme?)

Während der Therapie

– Lithium-Serumspiegelkontrolle: Bei Aufdosierung alle 3–5 Tage nach Änderung der Dosierung; ansonsten im 1. Monat der Medikation wöchentlich; danach 1–2-mal wöchentlich bis zum Erreichen des optimalen Wirkspiegels; danach über ein halbes Jahr monatlich, in der Folge etwa alle 3 Monate
– Bestimmung des Creatinin-Spiegels im Serum parallel zur Bestimmung der Lithium-Konzentration
– Bei jeder Konsultation Überprüfung des psychopathologischen Befundes und Kontrolle hinsichtlich möglicher UAWs (u. a. Gewichtszunahme? Struma? Zeichen der Intoxikation?)
– Mindestens einmal jährlich Laboruntersuchungen wie vor Einstellung auf Lithiumsalz-Präparat

Therapeutische Lithiumspiegel

Phasenprophylaxe 0,5–0,8 mmol/l

Akuttherapie bei manischem Syndrom 0,8–1,0 mmol/l

Aggressive impulsive Ausbrüche 0,6–0,8 mmol/l, nur ausnahmsweise > 1,0–1,2 mmol/l

❶ Cave!
- Plötzliche Absetzung erhöht das Risiko eines Wiederauftretens der manisch-depressiven Symptomatik.
- Wird nach Absetzung von Lithiumsalzen wieder eine Therapie mit Lithisumsalzen begonnen, so kann sofort mit der Dosis behandelt werden, mit der der Patient einen wirksamen Serumspiegel erreicht hatte. Ein erneutes Aufdosieren ist nur dann notwendig, wenn in der Zwischenzeit z. B. altersbedingte körperliche Veränderungen oder eine Nierenerkrankung eingetreten sind.
- Blutspiegel > 3,0 mmol/l oftmals letal; **Toxische Symptome** wie Müdigkeit, psychomotorische Verlangsamung, Dysarthrie, Ataxie; kognitive Verwirrtheit, Bewusstseinseintrübung, delirante Symptome und zerebrale Anfälle treten bei Lithium-Serumspiegeln von > 1,5 mmol/l (in Ausnahmefällen auch darunter) auf.
  Bei **Verdacht auf Intoxikation** → Medikation sofort absetzen und intensivmedizinische Behandlung einleiten: Kontrolle des Wasser- und Elektrolythaushalts, Diurese (nicht mit Thiazid-Diuretika!), Hämodialyse über ca. 2 Wochen.

Lorazepam

- Anxiolytikum/Sedativum/Hypnotikum
- Agonist der Benzodiazepin-Bindungsstelle an $GABA_A$-Rezeptoren

- t_{max} 1–2,5 h, $t_{1/2}$ 12–16 h
- Metabolismus durch UDP-Glucuronosyl-Transferase

┌─ **Darreichungsformen** ──────────────────────────

- 0,5-, 1-, 2,0- und 2,5-mg-Tabletten
- 1- und 2,5-mg-Lyophilisat zum Einnehmen
- 2-mg/ml-Injektionslösung

└───

- **Indikationen**
- Symptomatische Kurzzeitbehandlung von Angst-, Spannungs- und Erregungszuständen sowie dadurch bedingte Schlafstörungen
- Krisenintervention bei akuter Suizidalität
- Schlafstörungen
- Initialbehandlung ängstlich-agitierter Depressionen in Kombination mit Antidepressiva
- Notfallbehandlung von Erregungszuständen mit ausgeprägter Aggressivität, Unruhe oder ausgeprägten psychotischen Symptomen
- Akutbehandlung von Halluzination und Wahn
- Selbstverletzendes Verhalten, Ritz-/Schneidedruck
- Status epilepticus ≥ 1 Jahre (i.v./i.m.)
- Sedierung vor diagnostischen sowie vor und nach operativen Eingriffen

- **Dosierung**
- Angst-, Spannungs- und Erregungszustände: 0,5–2,5 mg in 2 oder 3 Einzeldosen oder Einmaldosis am Abend → 7,5 mg (unter stationärem Setting)
- Krisenintervention bei akuter Suizidalität, Initialbehandlung ängstlich-agitierter Depressionen: 0,5–2,5 mg in 2 oder 3 Einzeldosen oder Einmaldosis am Abend → 7,5 mg (unter stationärem Setting)

— Schlafstörungen: 0,5–2,5 mg als Einmalgabe 30 min vor dem
   Schlafengehen
— Notfallbehandlung: p.o./i.v. 0,5–2 mg → 6 (–7,5) mg
   Cave: langsam 2 mg/min injizieren
— Selbstverletzendes Verhalten, Ritz-/Schneidedruck: 2,5 mg
   in 3 Einzeldosen wiederholbar → 7,5 mg (unter stationärem
   Setting)
— Akutbehandlung von Halluzination und Wahn: 2,5 mg
   (bis Wirkeintritt des Antipsychotikums) in 3 Einzeldosen
   wiederholbar → 7,5 mg (unter stationärem Setting)
— Status epilepticus: i.v. 0,05 mg/kg KG; falls die Anfälle
   bestehen bleiben oder innerhalb der nächsten 10–15 min
   wieder auftreten, kann eine weitere Dosis von 0,05 mg/kg
   KG gegeben werden.

■ **Unerwünschte Arzneimittelwirkungen**
— **Sehr häufig**
   Sedierung, Müdigkeit, Benommenheit
— **Häufig**
   Depression, Verwirrtheit, Demaskierung einer Depression
   Ataxie, Schwindelgefühl
   Muskelschwäche, Mattigkeit

■ **Klinische Hinweise**
[+] Indiziert in der Akutbehandlung von Ängsten
[+] Mittellange Wirkdauer
[+] Benzodiazepine gehören mit zu den verträglichsten und
    am sichersten einzusetzenden Wirkstoffen.
[+] Gemäß der S2k-Leitlinie „Suizidalität im Kindes- und
    Jugendalter" (Stand: 31.05.2016) kann **bei akuter Suizidali-
    tät,** in Ergänzung zu kontinuierlicher Überwachung
    und Betreuung und entlastenden Gesprächsangeboten,

vorübergehend zur Entlastung eine sedierende Medikation aus der Gruppe der **Benzodiazepine** notwendig werden.

[–] Keine Wirksamkeit von Benzodiazepinen in Plazebo-kontrollierten Doppelblind-Studien mit Kindern und Jugendlichen bei Angsterkrankungen

[–] Bei der Behandlung von **Angststörungen** ist eine medikamentöse Behandlung nur **2. Wahl** und erst dann gerechtfertigt, wenn Psychoedukation, Psychotherapie und soziotherapeutische Maßnahmen nicht hinreichend hilfreich waren.

[–] Gemäß der S1-Leitlinie „Nichtorganische Schlafstörungen" (Stand 01.07.2018) soll eine medikamentöse Therapie bei Kindern und Jugendlichen nur nach Ausschöpfung verhaltenstherapeutischer Interventionen („Schlafhygiene") und nur zur vorübergehenden Entlastung über wenige Wochen eingesetzt werden.

🛈 Cave!

— **Risiko einer Abhängigkeits-Entwicklung,** von Gedächtnisstörungen und einer verminderten Wahrnehmungs- und Reaktionsfähigkeit → In der Regel sollte **Einnahmedauer** von **4 Wochen** nicht überschritten werden und die Dosis so gering wie möglich gehalten werden.

— Abhängigkeitserkrankungen in der Vorgeschichte erfragen

— Vor allem bei Kindern können **paradoxe Reaktionen** mit akuter Erregung, Verwirrung und Veränderung des psychischen Zustands auftreten. → Absetzung

— Wegen gelegentlich überhängender Schläfrigkeit → Auf ausreichende Schlafdauer

achten und auf möglicherweise eingeschränkte
Verkehrstüchtigkeit hinweisen
— Die Anwendung der Injektionslösung wird
  nicht bei Patienten mit Niereninsuffizienz oder
  erheblicher Leberfunktionsstörung empfohlen.
— Bei i.v. Gabe langsam 2 mg/min injizieren.

Maprotilin

— (Tetrazyklisches) Antidepressivum
— Noradrenalin-Wiederaufnahmehemmer
— t_{max} 9–16 h, $t_{1/2}$ 40–50 h
— Metabolisierung durch CYP2D6 und -1A2

  Darreichungsformen

  — 25-, 50- und 75-mg-Filmtabletten

■ Indikationen
— Depressive Erkrankungen

■ Dosierung
— 25–75 mg/Tag über 2 Wochen → 150 mg/Tag (ambulant),
  225 mg/Tag (stationär), schrittweise Erhöhung um 25 mg
  Nach Rückbildung depressiver Symptomatik: 25–50 mg/Tag

■ Unerwünschte Arzneimittelwirkungen
— **Sehr häufig**
  Vor allem zu Beginn: Schläfrigkeit, Müdigkeit, Unruhe- und
  Erregungszustände; Benommenheit, Kopfschmerzen,
  leichter Tremor, Myoklonien, Schwindelgefühl.
  Verschwommensehen (Akkomodationsstörungen)
  Mundtrockenheit, Obstipation

Miktionsstörungen wie erschwertes Wasserlassen, Harnverhaltung (vor allem zu Beginn)

— **Häufig**

Gewichtszunahme

Aggressivität, Albträume, Angst, Appetitsteigerung, Gedächtnis- und Konzentrationsstörungen, Hypomanie, Manie, Schlaflosigkeit bzw. Schlafstörungen, Verstärkung der depressiven Krankheitszeichen, Tagessedation, sexuelle Störungen (Libido- und Potenzstörungen)

Dysarthrie, Parästhesien (Taubheitsgefühl, Prickeln), Muskelschwäche Sinustachykardie, Palpitationen, EKG-Veränderungen (T- und ST-Veränderungen), Ohnmacht (Synkopen), orthostatische Hypotonie

Übelkeit, Erbrechen, abdominale Beschwerden (Verdauungsstörungen)

Allergische Hauterscheinungen (Exanthem, Urtikaria), manchmal von Fieber begleitet; Photosensibilität, Petechien, vermehrtes Schwitzen

Hitzewallungen

■ **Klinische Hinweise**

[+] Bei ängstlich-agitierter Depression geeignet

[–] Gemäß der nicht mehr gültigen S3-Leitlinie „Behandlung von depressiven Störungen bei Kindern und Jugendlichen" (Stand: 01.07.2013) sollen Jugendliche eine Psychotherapie (kognitiv-verhaltenstherapeutische oder interpersonelle) erhalten. Eine Pharmakotherapie ist Mittel der 2. Wahl; **tri- und tetrazyklische Antidepressiva sollen nicht eingesetzt werden.**

[–] Es gibt keine klinische Studien an Kindern und Jugendlichen.

❶ **Cave!**

— **Bei hoher Dosierung erhöhtes Anfallsrisiko**

— Erhöhtes Risiko für suizidales Verhalten
   (Suizidgedanken und Suizidversuche) sowie
   feindseliges Verhalten in klinischen Studien mit
   Antidepressiva → **Häufigere Untersuchungen
   bezüglich suizidaler Symptome** vor allem zu
   Beginn der Behandlung

Melatonin

— Sedativum
— Agonist an MT_{1-3}-Melatonin-Rezeptoren, die bei der
   Regulation des Schlaf-Wach-Rhythmus beteiligt sind
— t_{max} 2–3 h (nach Mahlzeit), $t_{1/2}$ 3,5–4 h
— Abbau vor allem durch CYP1A-Enzyme

Darreichungsformen

— 1- und 5-mg-Retardtabletten

■ Indikationen
— *Insomnie bei Kindern und Jugendlichen mit Autismus-
   Spektrum-Störungen und/oder Smith-Magenis-Syndrom
   ab 2 Jahren, wenn Schlafhygienemaßnahmen unzureichend
   waren*
— Schlafstörungen bei Kindern und Jugendlichen mit
   Intelligenzminderung
— Monotherapie für kurzzeitige Behandlung der primären,
   durch schlechte Schlafqualität gekennzeichneten Insomnie
   bei Patienten ab 55 Jahren (2 mg)

■ Dosierung
— 2 mg/Tag, ½ −1 h vor dem Zubettgehen → 5 mg/
   Tag → 10 mg/Tag, bei Bedarf

- **Unerwünschte Arzneimitttelwirkungen**

  In klinischen Studien und im Rahmen von Spontan-
  meldungen wurden keine sehr häufigen und häufigen UAWs
  berichtet.

- **Klinische Hinweise**

[+] In klinischen Studien wurde **die Schlafdauer** bei Kindern
und Jugendlichen mit neuropsychiatrischen Erkrankungen
verbessert.

[+] Nach klinischer Erfahrung und durch mehrere Studien
unterstützt kann Melatonin im Einzelfall erfolgreich
Anwendung bei Schlaf-Wach-Rhythmusstörungen im
Rahmen geistiger Retardierung und ADHS (Einschlafzeit
verkürzt) finden.

[+] Gute Verträglichkeit

[+] Kein Abhängigkeitspotenzial

[–] Gemäß der S1-Leitlinie „Nichtorganische Schlafstörungen"
(Stand 01.07.2018) soll eine medikamentöse Therapie bei
Kindern und Jugendlichen nur nach Ausschöpfung ver-
haltenstherapeutischer Interventionen („Schlafhygiene")
und nur zur vorübergehenden Entlastung über wenige
Wochen eingesetzt werden.

❶ Cave!

- Zulassung nur für Insomnie bei Autismus-
  Spektrum-Störungen → Behandlung bei anderen
  Schlafstörungen ist „off-label"!
- Wegen gelegentlich überhängender
  Schläfrigkeit → Auf möglicherweise
  eingeschränkte Verkehrstüchtigkeit hinweisen
- 17-fach erhöhte Melatonin-Spiegel unter
  Komedikation mit Fluvoxamin → Komedikation
  meiden!

- Wegen Verstärkung sedierender
  Wirkung → Kombination mit Benzodiazepinen/
  Nicht-Benzodiazepin-Hypnotika meiden!
- Wegen Verstärkung des Gefühls der
  Benommenheit → Kombination mit Thioridazin
  und Imipramin meiden!

Melperon

- Niedrigpotentes Antipsychotikum der 1. Generation mit
  antikonvulsiver Wirkung
- Mäßige antagonistische Aktivität an D_4-Dopamin-
  Rezeptoren, geringe an D_{2-3}-Dopamin-Rezeptoren; hochaffiner $5-HT_2$-Serotonin-Rezeptorantagonist; geringe Affinität
  zu adrenergen α_1- und histaminergen H_1-Rezeptoren
- t_{max} 1–1,5 h (ohne Beeinträchtigung durch Nahrungsaufnahme), $t_{1/2}$ 6–8 h (nach wiederholter Gabe)
- Überwiegender Abbau durch unbekannten Stoffwechselweg

Darreichungsformen

- 10-, 25-, 50- und 100-mg-Filmtabletten
- 25-mg/5ml- und 25-mg/ml-Lösungen zum
  Einnehmen

- Indikationen
- *Behandlung von Schlafstörungen, Verwirrtheitszuständen und
  zur Dämpfung psychomotorischer Unruhe und Erregungs-
  zuständen bei Kindern ab 12 Jahren* (z. B. bei Patienten in der
  Psychiatrie und bei Alkoholismus)
- Bewegungsdrang und innere Anspannung bei Anorexia
  nervosa
- Depression mit ausgeprägter Unruhe, Getriebenheit und
  Schlafstörungen

- ■ **Dosierung**
- ‒ Schlafstörungen: 12,5–75 mg als Einzeldosis 30 min vor dem Schlafengehen
- ‒ Anorexia nervosa: 100 mg/Tag in 4 Einzelgaben
- ‒ Depression: 25–75 mg/Tag in Komedikation mit SSRI

- ■ **Unerwünschte Arzneimittelwirkungen**
- ‒ **Ohne Angabe von Häufigkeiten**
  Insbesondere Müdigkeit (zum Teil erwünscht), EPS, Hypotonie, orthostatische Dysregulation, Tachykardie

- ■ **Klinische Hinweise**
- [+] Geringes Risiko für vegetative UAWs, EPS, Hyperprolaktinämie und sexuelle Funktionsstörungen → **1. Wahl bei Sedierung** von psychomotorischen Erregungszuständen
- [+] Antikonvulsive Wirkung → Einsatz bei Epilepsie möglich
- [+] Keine Senkung der Krampfschwelle → Auch bei Kachexie einsetzbar
- [+] Mit der Lösung bei Kindern feine und individuell flexible Dosistitrierung möglich.
- [–] Gemäß der S1-Leitlinie „Nichtorganische **Schlafstörungen**" (Stand 01.07.2018) soll eine medikamentöse Therapie bei Kindern und Jugendlichen nur nach Ausschöpfung verhaltenstherapeutischer Interventionen („Schlafhygiene") und nur **zur vorübergehenden Entlastung** über wenige Wochen eingesetzt werden.

- 🛆 **Cave!**
  - ‒ Risiko QTc-Zeit-Verlängerung → EKG-Kontrollen!
  - ‒ CYP2D6 Hemmung → Beeinflusst Pharmakokinetik von Arzneimitteln wie

Atomoxetin, Metoprolol, bestimmte SSRIs,
Antidepressiva, Antipsychotika
(siehe ◘ Tab. A.7) → TDM indiziert!
— **Keine Einnahme mit Kaffee, Tee oder
Milch** → Komplexbildung und dadurch Wirkungs-
abschwächung
— **Kontraindikation:** akute Vergiftungen und
komatöse Zustände

Methylphenidat

— Psychostimulanz, zentral wirkendes Sympathomimetikum
— Dopamin- und Noradrenalin-Wiederaufnahmehemmer
— t_{max} 1–2 h (nichtretardiert), bimodal: 1–2 und 5–6 h
(Hartkapseln mit veränderter Freisetzung), 6–8 h (Retardtabletten); $t_{1/2}$ 2–2,5 h (nichtretardiert), 3,5 h (Retardtabletten)
— Schnelle, fast vollständige Metabolisierung durch Carboxyl-
Esterase CE1A1 in inaktive Ritalinsäure, die renal ausgeschieden wird

---

Darreichungsformen

— Nichtretardierte, schnell freisetzende 5-, 10- und
20-mg-Tabletten
— 10-, 20-, 30-, 40- und 60-mg-Hartkapseln mit
veränderter Wirkstofffreisetzung (simulieren
zweimal tägliche Anwendung von schnell
freisetzender Formulierung)
— 18-, 27-, 36- und 54-mg-Retardtabletten zur einmal
täglichen Anwendung

- ■ **Indikationen**
- ─ *ADHS bei Kindern und Jugendlichen ab dem Alter von 6 Jahren*
- ─ Aggressives Verhalten bei Patienten mit ADHS und autistischen Störungen als Monotherapie oder in Kombination mit Risperidon
- ─ Autismus-Spektrum-Störungen mit Hyperaktivität, Aufmerksamkeitsproblemen oder komorbider ADHS
- ─ Störung des Sozialverhaltens mit komorbider ADHS
- ─ Katalepsie/Narkolepsie

- ■ **Dosierung**
- ─ ADHS: 0,3–1,0 mg/kg KG/Tag = 5–40 (60) mg/Tag in nicht-retardierter Form, 1-mal oder in 3 Dosen
  2,5 mg/Tag **(Vorschulkinder)** zum Frühstück → 5 mg/Tag über 8 Tage → 0,3–1 mg/kg KG/Tag, individuelle Dosistitrierung in 2,5-mg-Schritten

Umstellung auf retardierte Formulierungen: Äquivalente Tagesgesamtdosen

Bisher	Äquivalentdosis
5 mg, 3-mal täglich	18 mg, 1-mal täglich
10 mg, 3-mal täglich	26 mg, 1-mal täglich
15 mg, 3-mal täglich	54 mg, 1-mal täglich

- ─ Aggressives Verhalten: 0,5–1 mg/kg KG/Tag
- ─ Autismus-Spektrum-Störungen: 0,3–1,5 mg/kg KG/Tag

- ■ **Unerwünschte Arzneimittelwirkungen**
#UAWs, die in klinischen Studien mit Erwachsenen in größerer Häufigkeit berichtet wurden als bei Kindern und Jugendlichen

— **Sehr häufig**
Verminderter Appetit
Schlaflosigkeit, Nervosität
Kopfschmerzen
Übelkeit[#], Mundtrockenheit[#]

— **Häufig**
Nasopharyngitis
Anorexie, mäßige Verminderung der Gewichtszunahme und des Längenwachstums bei längerer Anwendung bei Kindern
Anomales Verhalten, Aggression, Agitiertheit, Angst, Depression, Reizbarkeit, Affektlabilität, Unruhe[#], Schlafstörungen[#], Stress[#]
Tremor[#], Somnolenz, Schwindelgefühl, Dyskinesie, psychomotorische Hyperaktivität
Tachykardie[#], Palpitationen, Arrhythmie
Hypertonie, peripheres Kältegefühl[#]
Husten, Pharyngolaryngealschmerzen, Dyspnoe[#]
Abdominalschmerz[*], Magenbeschwerden[*], Erbrechen[*], Diarrhoe[*] (diese UAWs treten in der Regel zu Beginn der Behandlung auf und lassen sich durch die gleichzeitige Aufnahme von Nahrung möglicherweise lindern)
Hyperhidrosis[#], Alopezie, Pruritus, Ausschlag, Urtikaria
Arthralgie
Fieber, Wachstumsverzögerung bei längerer Anwendung bei Kindern, Ermüdung[#],
Veränderungen des Blutdrucks und der Herzfrequenz (in der Regel eine Erhöhung), erniedrigtes Gewicht

▪ **Klinische Hinweise**
[+] Gemäß der S3-Leitlinie „Aufmerksamkeitsdefizit-/ Hyperaktivitätsstörung (ADHS) im Kindes-, Jugend- und Erwachsenenalter" (Stand: 02.05.2017) ist Methylphenidat eine mögliche Option in der Behandlung der ADHS,

jedoch sollte der aktuelle Zulassungsstatus beachtet werden.

[+] Rascher Wirkungseintritt bei schnell freisetzenden Präparaten und Hartkapseln mit veränderter Wirkstofffreisetzung

[+] Länger freisetzende Präparate können auch kombiniert werden. Z. B. Hartkapseln mit veränderter Wirkstofffreisetzung und Retardpräparate → Längere Wirksamkeit am Nachmittag, weniger Rebound und weniger Gewichtszunahme infolge Essattacken am Abend bei Nachlassen der Wirkung

[+] Geringes Potenzial für pharmakokinetisch bedingte Wechselwirkungen

[+] Bei bestimmungsgemäßer Einnahme ist die Arzneimittelsicherheit hoch und das Risiko für UAWs gering. In der Regel treten die UAWs dosisabhängig auf.

[–] Unterliegt der BtMVV

[–] Bei Retardtabletten, die langsamer anfluten → Oftmals zusätzlich 5- oder 10 mg schnell freisetzendes Präparat morgens

[–] Gelegentlich auch Gabe von Retardpräparaten 2-mal am Tag notwendig

🛑 Cave!
  ▬ Bedenken bezüglich der **kardiovaskulären Sicherheit** → Abklärung hinsichtlich vorbestehender kardiovaskulärer Erkrankungen (auch in der Herkunftsfamilie), der Auswahl der geeigneten Medikation und Maßnahmen zur Überwachung der Therapie → Vor einer Therapie Blutdruck- und Herzfrequenz-Kontrolle, EKG (siehe ◘ Tab. A.3).

  - Da Appetit, **Gewicht und Größenwachstum**
    beeinflusst werden können → Regelmäßige
    Kontrolluntersuchungen von Gewicht, Größe
    sowie von Wachstumskurven empfohlen (siehe
    ◘ Tab. A.3).
  - **Aggressivität** per se ist **keine Indikation** für
    Psychostimulanzien.

Mianserin

  - (Tetrazyklisches) Antidepressivum mit sedierender Wirkung
  - Antagonist an präsynaptischen α_2-Adrenorezeptoren
  - t_{max} 3 h, $t_{1/2}$ 21–62 h
  - Überwiegender metabolischer Abbau vorwiegend durch
    CYP2D6 unter Beteiligung von CYP1A2 und -3A4

  Darreichungsformen

    - 10-, 30- und 60-mg-Filmtabletten

  ▪ Indikationen
  - Depressive Störungen

  ▪ Dosierung
  - 10–30 mg/Tag → 60–120 mg/Tag, langsam aufdosieren, als
    einmalige Abenddosis oder aufgeteilt auf bis zu 3 Einzel-
    dosen

  ▪ Unerwünschte Arzneimittelwirkungen
  - **Häufig**
    Gewichtszunahme
    Sedierung, tritt bei Behandlungsbeginn auf und nimmt mit
    Weiterbehandlung ab
    Erhöhte Leberenzymwerte, Ödeme

■   **Klinische Hinweise**

[+] Indiziert bei ängstlich-agitierter Depression mit Unruhe und Schlafstörungen

[+] Risiko für das Auftreten sexueller Dysfunktion geringer als bei SSRIs

[−] Gemäß der nicht mehr gültigen S3-Leitlinie „Behandlung von depressiven Störungen bei Kindern und Jugendlichen" (Stand: 01.07.2013) sollen Jugendliche eine Psychotherapie (kognitiv-verhaltenstherapeutische oder interpersonelle) erhalten. Eine Pharmakotherapie ist Mittel der 2. Wahl; **tri- und tetrazyklische Antidepressiva sollen nicht eingesetzt werden.**

[−] Es gibt keine klinische Studien an Kindern und Jugendlichen

🚫 Cave!

━   Selten vorkommend: Granulozytopenie oder Agranulozytose → **Wöchentliche Kontrolle des Blutbildes** in den ersten Behandlungsmonaten

━   Erhöhtes Risiko für suizidales Verhalten (Suizidgedanken und Suizidversuche) sowie feindseliges Verhalten in klinischen Studien mit Antidepressiva → **Häufigere Untersuchungen bezüglich suizidaler Symptome** vor allem zu Beginn der Behandlung

Milnacipran

━   Antidepressivum

━   Serotonin-Noradrenalin-Wiederaufnahmehemmer; keine/geringe Affinitäten zu anderen Rezeptoren

━ t_{max} 2 h, $t_{1/2}$ 8 h

- Mehr als 90 % der verabreichten Dosis wird unverändert renal ausgeschieden

---
Darreichungsform

- 25- und 50-mg-Hartkapseln

- **Indikationen**
- Episoden einer Major Depression

- **Dosierung**
- 100 mg/Tag verteilt auf 2 x 50 mg, vorzugsweise zu den Mahlzeiten

- **Unerwünschte Arzneimittelwirkungen**
- **Sehr häufig**
  Kopfschmerzen
  Übelkeit
- **Häufig**
  Schlaflosigkeit, Agitiertheit, Ängstlichkeit, Depression, Essstörungen, Schlafstörungen, suizidales Verhalten
  Migräne, Tremor, Schwindel, Schläfrigkeit, Empfindungsstörungen, Schläfrigkeit
  Obstipation, Diarrhoe, Bauchschmerzen, Dyspepsie, Erbrechen, Mundtrockenheit
  Tachykardie, Palpitationen
  Hitzewallungen, Hypertonie
  Pruritus, Hautausschlag, Hyperhidrosis
  Schmerzen der Skelettmuskulatur
  Schwieriges/schmerzhaftes Harnlassen
  Ejakulations-, Erektionsstörungen, Hodenschmerzen

■ Klinische Hinweise

[+] Hauptindikationen innerhalb der Depression: Antriebs-losigkeit, Müdigkeit; Schmerzsymptome

[+] Renale Ausscheidung, deshalb geringes Wechselwirkungs-potenzial

[+] Geringes Risiko für Gewichtszunahme

[–] Es gibt keine klinische Studien an Kindern und Jugend-lichen

[–] Gemäß der nicht mehr gültigen **S3-Leitlinie** „Behandlung von **depressiven Störungen** bei Kindern und Jugendlichen" (Stand: 01.07.2013) sollte Citalopram, Escitalopram oder Sertralin empfohlen werden, wenn Fluoxetin nicht möglich oder nicht gewünscht ist.

🛈 Cave!

— **UAWs treten oftmals vor der gewünschten Wirkung auf,** meist innerhalb der ersten 14 Tage. → Gut vorher aufklären, um die Adhärenz zu erhalten!

— Häufig sexuelle Funktionsstörungen, die teilweise auf die mit der Erkrankung verbundenen Symptome wie Libidominderung, Antriebslosigkeit, Interesse- und Freudlosigkeit zurückzuführen sind. → Gut vorher aufklären, um die Adhärenz zu erhalten!

— Erhöhtes Risiko für suizidales Verhalten (Suizidgedanken und Suizidversuche) sowie feindseliges Verhalten in klinischen Studien mit Antidepressiva → **Häufigere Untersuchungen bezüglich suizidaler Symptome** vor allem zu Beginn der Behandlung

- Bei Patienten mit Neigung zu
  Übelkeit → Besonders **langsam eindosieren**
- Noradrenerge Wirkung kann zu **Schlafstörungen**
  führen → **Zweite Gabe nicht nach 15 Uhr**
- Wegen noradrenerger Wirkung → Keine Gabe bei
  schweren Herz-Kreislauferkrankungen

Mirtazapin

- (Tetrazyklisches) Antidepressivum mit sedierender Wirkung
- Antagonist an präsynaptischen α_2-Adrenorezeptoren,
  Antagonist an Serotonin-5-HT_2- und 5HT_3- sowie histaminergen H_1-Rezeptoren
- t_{max} ca. 2 h, $t_{1/2}$ im Mittel 20–40 h
- Abbau weitgehend durch CYP1A2, -3A4 und -2D6, wobei
  der aktive N-Desmethyl-Metabolit gebildet wird.

> **Darreichungsformen**
> - 15-, 30- und 45-mg-Filmtabletten
> - 15-, 30- und 45-mg-Schmelztabletten

- **Indikationen**
- Behandlung depressiver Erkrankungen (Episoden einer
  Major Depression)
- Schlafstörungen

- **Dosierung**
- 7,5 mg/Tag **(Kinder)** → 15 mg/Tag (nach 5 Tagen), bevorzugt
  als Einmaldosis am Abend oder aufgeteilt in 2 Dosen
  15 mg/Tag **(Jugendliche)** → 45 mg/Tag, Erhöhung alle 5 Tage
  um 15 mg/Tag, bevorzugt als Einmaldosis am Abend oder
  aufgeteilt in 2 Dosen.

- ■ **Unerwünschte Arzneimittelwirkungen**
- — **Sehr häufig**
  Gewichtszunahme, gesteigerter Appetit
  Schläfrigkeit, Sedierung, Kopfschmerzen
  Mundtrockenheit
- — **Häufig**
  Anormale Träume, Verwirrtheit, Angst, Schlaflosigkeit
  Lethargie, Erschöpfung, Schwindel, Tremor
  Orthostatische Hypotonie
  Übelkeit, Diarrhoe, Erbrechen
  Arthralgie, Myalgie, Rückenschmerzen
  Exanthem, periphere Ödeme

- ■ **Klinische Hinweise**
- [+] Indiziert bei ängstlich-agitierter Depression mit Unruhe und Schlafstörungen
- [+] Risiko für das Auftreten sexueller Dysfunktion geringer als bei SSRIs
- [+] Keine QTc-Zeitverlängerungen
- [–] Gemäß der nicht mehr gültigen S3-Leitlinie „Behandlung von depressiven Störungen bei Kindern und Jugendlichen" (Stand: 01.07.2013) sollen Jugendliche eine Psychotherapie (kognitiv-verhaltenstherapeutische oder interpersonelle) erhalten. Eine Pharmakotherapie ist Mittel der 2. Wahl; **tri- und tetrazyklische Antidepressiva sollen nicht eingesetzt werden.**
- [–] Bei Schlafstörungen keine Wirksamkeit in klinischen Studien nachgewiesen.
- [–] Gemäß der S1-Leitlinie „Nichtorganische Schlafstörungen" (Stand 01.07.2018) soll eine medikamentöse Therapie bei Kindern und Jugendlichen nur nach Ausschöpfung verhaltenstherapeutischer Interventionen („Schlafhygiene") und nur zur vorübergehenden Entlastung über wenige Wochen eingesetzt werden.

❶ Cave!

— Erhöhtes Risiko für suizidales Verhalten
(Suizidgedanken und Suizidversuche) sowie
feindseliges Verhalten in klinischen Studien mit
Antidepressiva → **Häufigere Untersuchungen
bezüglich suizidaler Symptome** vor allem zu
Beginn der Behandlung
— In seltenen Fällen wurde eine Knochenmark-
depression, insbesondere **Granulozytopenie** und
Agranulozytose beobachtet → **Wöchentliche
Kontrolle des Blutbildes** in den ersten
Behandlungsmonaten

Olanzapin

— Hochpotentes Antipsychotikum der 2. Generation
— Hochaffiner 5-HT_{2A}- und $\text{-}5\text{-HT}_{2C}$-Serotonin-, H_1-Hist-
amin- und M_1-ACh-Rezeptor-Antagonist; moderataffiner
$D_{2\text{-}4}$-Dopamin- und 5-HT_2-Serotonin-Rezeptor-Antagonist
— t_{max} 5–8 h (oral), 15–45 min (i. m.); $t_{1/2}$ im Mittel 33,8 h
— Abbau durch CYP1A2- und -2D6 sowie UDP-Glucuronosyl-
Transferase in weniger pharmakologisch aktive Metabolite

Darreichungsform

— 2,5-, 5-, 7,5-, 10- und 20-mg-Tabletten
— 2,5-, 5-, 7,5-, 10-, 15- und 20-mg-Schmelztabletten
— 5-mg/ml-Tropfen zum Einnehmen
— 210-, 300- und 405-mg-Pulver und Lösungsmittel
zur Herstellung einer Depot-Injektionssuspension

■ **Indikationen**
– Schizophrenie (in den USA bei Jugendlichen von
   13–17 Jahren zugelassen)
– Mäßig schwere bis schwere manische Episoden und Phasenprophylaxe bei bipolarer Störung I (in den USA bei Jugendlichen von 13–17 Jahren zugelassen)
– Paranoides Gedankengut bei Anorexia nervosa (Körper-
   schemastörung, Gewichtsphobie etc.)
– Motorische Agitation/Erregungszustände

■ **Dosierung**
– Schizophrenie: Es muss die niedrigst mögliche Dosierung
   (= zufriedenstellende antipsychotische Wirkung bei
   geringstmöglichen UAWs) sowohl für die Akutbehandlung
   als auch für Rückfallpropyhlaxe bestimmt werden:
   2,5–5 mg/Tag → 20 mg/Tag p.o.
– Bipolare Störung I: 2,5–5 mg/Tag → 20 mg/Tag p.o.
– Motorische Agitation/Erregungszustände: 5–10 mg i.m.
– Anorexia nervosa: 2,5–10 mg/Tag p.o

■ **Unerwünschte Arzneimittelwirkungen**
– **Sehr häufig**
   Gewichtszunahme
   Schläfrigkeit
   Orthostatische Hypotonie
   Erhöhte Prolaktin-Spiegel
– **Häufig**
   Eosinophilie, Leukopenie, Neutropenie
   Erhöhte Cholesterinspiegel, erhöhte Glukosespiegel, erhöhte
   Triglyceridspiegel, Glukosurie, Zunahme des Appetits
   Schwindel, Akathisie, Parkinsonismus, Dyskinesie
   Leichte, vorübergehende anticholinerge Effekte,
   einschließlich Verstopfung und Mundtrockenheit

Vorübergehende, asymptomatische Erhöhung von Leber-
transaminasen (ALT, AST), besonders zu Beginn der
Behandlung

Ausschlag

Arthralgie

Erektile Dysfunktion bei Männern, erniedrigte Libido bei
Männern und Frauen

Asthenie, Müdigkeit, Ödeme, Fieber

Erhöhte alkalische Phosphatase-Werte, hohe
Kreatininphosphokinase (CK)-Werte, hohe Gamma-Glut-
amyl-Transferase (GGT)-Werte, hohe Harnsäurewerte

- **Klinische Hinweise**
- [+] Es liegen positive Wirksamkeitsnachweise für Kinder und
  Jugendliche mit einer Schizophrenie und juveniler Manie vor.
- [+] Die S3-Leitlinie „Schizophrenie" (Stand 15.03.2019), die
  für die gesamte Lebensspanne Gültigkeit hat, empfiehlt
  die **Anwendung** bei Patienten mit **prädominanten Negativsymptomen**.
- [+] Relativ geringes Risiko für EPS
- [+] Geringes Risiko für pathologische QTc-Zeit-Verlängerung
  bei Patienten unter 18 Jahren, die keine kardialen Vor-
  erkrankungen hatten
- [+] Mit der Lösung bei Kindern feine und individuell flexible
  Dosistitrierung möglich.
- [–] Gemäß der S3-Leitlinie „Schizophrenie" (Stand
  15.03.2019), die für die gesamte Lebensspanne Gültigkeit
  hat, wird die Anwendung von **Olanzapin** aufgrund des
  hohen Risikos für Gewichtszunahme und Veränderung im
  Glukose-Lipidstoffwechsel **nicht** als **1. Wahl** bei Kindern
  und Jugendlichen empfohlen.
- [–] Plazebo-kontrollierte Studie bei Erwachsenen mit **Anorexia
  nervosa** zeigte **geringe Effekte** auf monatliche BMI-
  Zunahme, aber keine auf Zwanghaftigkeit und depressiven
  bzw. ängstlichem Affekt.

❶ Cave!
— Hohes Risiko für Gewichts-, Lipid- und
  Prolaktin-Veränderungen sowie die Entwicklung
  eines metabolischen Syndroms → Regelmäßige
  Gewichtskontrollen und Untersuchungen auf
  klinische Symptome der Hyperprolaktinämie wie
  Amenorrhoe, Gynäkomastie, Gynäkodynie oder
  Galaktorrhoe (siehe ◘ Tab. A.3)
— Epidemiologische Studien legen ein deutlich
  erhöhtes Risiko für das Auftreten einer
  diabetischen Stoffwechsellage nahe.
— Risiko für Blutbildveränderungen → Regelmäßige
  Blutbildkontrollen (siehe ◘ Tab. A.3)

Opipramol

— Anxiolytikum/Sedativum/Hypnotikum
— Hohe Affinitäten zu Sigma-1- und -2-Rezeptoren, die
  modulierend in andere Neurotransmittersysteme (Dopamin,
  Glutamat, Noradrenalin, Serotonin) eingreifen; Antagonist
  am H_1-Histamin-Rezeptor; geringe Affinität zu anderen
  Neurotransmitter-Rezeptoren
— t_{max} 3 h, $t_{1/2}$ 11 h
— Abbau weitgehend durch CYP2D6

Darreichungsformen

— 50-, 100- und 150-mg-Filmtabletten
— 100-mg/ml-Lösung zum Einnehmen

▪ **Indikationen**
— Generalisierte Angststörung
— Somatoforme Störungen

- **Dosierung**
- Abends 3 mg/kg KG/Tag = 50–100 mg/Tag **(Kinder ab 6 Jahren)** oder verteilt auf 2 Einzelgaben

- **Unerwünschte Arzneimittelwirkungen**
- **Häufig**
  Besonders zu Beginn der Behandlung:
  Müdigkeit, Mundtrockenheit, verstopfte Nase
  Hypotonie und orthostatische Dysregulation

- **Klinische Hinweise**
- [+] Kein Abhängigkeitspotenzial
- [–] Bei der Behandlung von Angststörungen ist eine medikamentöse Behandlung nur 2. Wahl und erst dann gerechtfertigt, wenn Psychoedukation, Psychotherapie und soziotherapeutische Maßnahmen nicht hinreichend hilfreich waren.
- [–] Die aktuellen internationalen Leitlinien empfehlen Opipramol nicht zur Therapie von Angsterkrankungen im Kindes- und Jugendalter. Klinische Erfahrungen sprechen dafür, dass im Einzelfall eine generalisierte Angststörung bei Jugendlichen durch Opipramol gemindert werden kann.

🛑 **Cave!**
- Opipramol sollte mindestens während 2 Wochen regelmäßig eingenommen werden, um eine Wirkung zu erzielen. Eine durchschnittliche Behandlungsdauer von 1–2 Monaten ist ratsam.
- Da es insbesondere bei plötzlicher Absetzung einer längerfristigen, hoch dosierten Therapie zu Unruhe, Schweißausbrüchen

und Schlafstörungen kommen
kann → **Ausschleichend absetzen**

Oxcarbazepin

- Antiepileptikum mit stimmungsstabilisierender Wirkung
- Pharmakologische Aktivität beruht hauptsächlich auf dem
  Metaboliten 10,11-Dihydro-10-Hydroxy-Carbamazepin
  (MHD): primäre Hemmung spannungsabhängiger Na^+-
  Kanäle; Reduktion der Fähigkeit von Neuronen, Salven
  hochfrequenter Aktionspotentiale abzufeuern
- t_{max} 4,5 h, $t_{1/2}$ 1,3–2,3 h (Muttersubstanz), $9,3 \pm 1,8$ h
  (MDH)
- Metabolisierung durch Ketoreduktasen

Darreichungsformen

- 150-, 300- und 600-mg-Tabletten
- 60-mg/ml-Suspension

- **Indikationen**
- Bipolare affektive Störungen (Phasenprophylaxe)
- Akute Manie
- Aggressives Verhalten (wenn andere medikamentöse
  Strategien gescheitert sind)
- Mono-und Kombinationstherapie von fokalen Anfällen
  mit oder ohne sekundär generalisierten tonisch-klonischen
  Anfällen ab 6. Lebensjahr

- **Dosierung**
- Bipolare affektive Störungen: 300 mg/Tag → 900–2400 mg/
  Tag, alle 2 Tage Steigerung mit 300 mg
- Akute Manie und aggressives Verhalten: Dosierungen im
  unteren Bereich der Epilepsie-Dosierungen

- Epilepsie: 8–10 mg/kg KG/Tag in 2 Gaben → ca. 30–46 mg/ kg KG/Tag in 2–3 Gaben, Steigerung um max. 10 mg/kg KG/Tag

- **Unerwünschte Arzneimittelwirkungen**
- **Sehr häufig**
  Schläfrigkeit, Müdigkeit, Schwindel, Kopfschmerz, Schwindelgefühl
  Übelkeit, Erbrechen
  Diplopie
- **Häufig**
  Ataxie, Tremor, Nystagmus, Konzentrationsschwäche, Gedächtnisstörungen (Amnesie)
  Unruhe (z. B. Nervosität), Affektlabilität, Verwirrungszustände, Depression, Apathie
  Diarrhoe, Obstipation, Bauchschmerz
  Exanthem, Alopezie, Akne
  Verschwommensehen, Sehstörungen
  Hyponatriämie
  Schwächegefühl, Vertigo

- **Klinische Hinweise**
- [+] Besser verträglich als Carbamazepin
- [+] Gute Effekte bei der Behandlung von Aggressivität im Rahmen bipolarer Erkrankungen und bei epileptischen Anfallsleiden
- [+] Mittel der 1. Wahl bei einfach-fokalen, komplex-fokalen Anfällen
- [–] Symptomatische Behandlung isolierter Aggressivität (2. Wahl)
- [–] Keine Anhaltspunkte für eine Wirksamkeit bei bipolaren Störungen im Kindes- und Jugendalter

❶ Cave!
- UAWs wie gastrointestinale Beschwerden vor allem zu Beginn der Therapie
- Wegen Müdigkeit, die vor allem in der Eindosierungsphase auftreten kann → Auf möglicherweise eingeschränkte Verkehrs- tüchtigkeit und vermindertes Reaktions- vermögen hinweisen.
- Bei Langzeittherapie → Dosisreduktion und Absetzung frühestens nach 2–3-jähriger Anfallsfreiheit, schrittweise über 1–2 Jahre
- Bei Komedikation → TDM indiziert, um klinisch relevante pharmakokinetische Wechselwirkungen zu entdecken, zu verfolgen und zu überwachen.

Oxybutynin

- Anticholinergikum mit spasmolytischer Wirkung auf die glatte Muskulatur
- t_{max} 30–90 min (wird durch Nahrungsaufnahme verzögert), $t_{1/2}$ ca. 2–3 h
- Überwiegender Abbau unter Beteiligung von CYP3A4 in den aktiven Metaboliten N-Desethyl-Oxybutynin

---
Darreichungsformen
- 2,5- und 5-mg-Tabletten

- **Indikationen**
- *Harn-, Dranginkontinenz, imperativer Harndrang und Pollakisurie bei Blaseninstabilität ab 5 Jahren*

— *Nächtliche Enuresis bei Detrusorüberaktivität ab 5 Jahren*

- **Dosierung**
— mittlere Dosierung von 0,3 mg/kg KG mindestens über
  4 Wochen → 0,6 mg/kg KG, bei ungenügender Wirkung
  1,25 mg/Tag **(Kinder < 8 Jahre)** → 0,6 mg/kg KG, Steigerung
  um 1,25 mg alle 2–3 Tage, verteilt auf 2–3 Dosen
  2,5 mg/Tag **(Kinder > 8 Jahre)** → 0,6 mg/kg KG, Steigerung
  um 1,25 mg alle 2–3 Tage, verteilt auf 2–3 Dosen

- **Unerwünschte Arzneimittelwirkungen**
— **Sehr häufig**
  Benommenheit, Somnolenz, Kopfschmerzen
  Obstipation, Übelkeit, Mundtrockenheit
  Hauttrockenheit
— **Häufig**
  Verwirrtheitszustände
  Vertigo
  Verschwommensehen, Pupillenerweiterung, trockene Augen
  Diarrhoe, Erbrechen, abdominale Beschwerden, Dyspepsie
  Hautrötung
  Schwierigkeiten beim Wasserlassen, Harnverhalt
  Flush

- **Klinische Hinweise**
[+] Bei langsamer Eindosierung geringere Rate an UAWs
[–] Gemäß der „S2k-Leitlinie zu „Enuresis und nicht-
  organischen (funktionellen) Harninkontinenz bei Kindern
  und Jugendlichen" (Stand 2.12.2015) ist die Apparative
  Verhaltenstherapie mit Klingelgerät oder -matte das Mittel
  der 1. Wahl; die **Pharmakotherapie** ist **2. Wahl.** Oxybutynin
  ist aufgrund der im Vergleich zu Propiverin vermehrten
  UAWs bei Dranginkontinenz Therapie der 2. Wahl

❗ Cave!

— Da organische Entwicklung der Blase bei Kleinkindern noch nicht abgeschlossen → **Behandlung nicht vor dem 5. Lebensjahr**

— Durch Harnretention Resturinbildung möglich → **Enge Ultraschallkontrollen**, um Harnwegsinfektion zu vermeiden

— **Bei Intoxikation** (Symptome: Mydriasis, rote, heiße Haut, Fieber, trockene Schleimhäute) → Sicherstellung suffiziente Atmung, Magenspülung, Physostigmin i.v. (30 μg/kg KG)

Paliperidon

— Hochpotentes Antipsychotikum der 2. Generation
— Aktiver Hauptmetabolit von Risperidon (9-Hydroxy-Risperidon): hochaffiner Antagonist an D_2-Dopamin- und 5-HT_{2A}-Serotonin-Rezeptoren; mittelaffiner Antagonist an H_1-Histamin- sowie adrenergen α_1- und α_2-Rezeptoren
— t_{max} stetig ansteigend bis 24 h (Retardformulierung), $t_{1/2}$ 20–30 h (oral), 25–49 h (i.m.)
— Unveränderte, renale Ausscheidung (59 %); Metabolisierung durch CYP2D6- und -3A4 sowie UDP-Glucuronosyl-Transferase

---

Darreichungsform

— 3-, 6-, 9- und 12-mg-Retard-Tabletten
— 25-, 50-, 75-, 100-, 150-, 175-, 263-, 350-, 525-mg-Depot-Injektionssuspensionen zur i.m. Applikation

---

- **Indikationen**
- *Schizophrenie bei Jugendlichen ab 15 Jahre* (Tabletten)
- Schizoaffekte Störungen (Tabletten)
- Erhaltungstherapie (Injektionssuspensionen)

- **Dosierung**
- Schizophrenie: Es muss die niedrigst mögliche Dosierung (= zufriedenstellende antipsychotische Wirkung bei geringstmöglichen UAWs) sowohl für die Akutbehandlung als auch für Rückfallprophylaxe bestimmt werden.
  3 mg morgens (Jugendliche < 51 kg) → 6 mg/Tag
  3 mg morgens (Jugendliche ≥ 51 kg) → 12 mg/Tag, Steigerungen von 3 mg/Tag
- Schizoaffektive Störungen: 6 mg morgens → 12 mg/Tag
- Erhaltungstherapie mit Injektionssuspension: Vor Beginn der Behandlung sollte in einer mindestens mehrwöchigen Behandlungsphase mit der oralen Form dessen Wirksamkeit und Verträglichkeit sichergestellt sein.
  3 und 6 mg oral entsprechen 50–75 bzw. 100–150 mg i.m.

- **Unerwünschte Arzneimittelwirkungen**
- **Sehr häufig**
  Schlaflosigkeit
  Parkinsonismus, Akathisie, Sedierung/Somnolenz, Kopfschmerz
- **Häufig**
  Bronchitis, Infektion der oberen Atemwege, Sinusitis, Harnwegsinfektion, Influenza
  Gewichtszunahme, gesteigerter Appetit, Gewichtsabnahme, verminderter Appetit
  Manie, Agitiertheit, Depression, Angst
  Dystonie, Schwindel, Dyskinesie, Tremor

Verschwommensehen

Herzrhythmusstörungen, QT-Zeitverlängerung, Bradykardie, Tachykardie

Hypertonie, orthostatische Hypotonie

Pharyngo-laryngealer Schmerz, Husten, verstopfte Nase

Bauchschmerzen, abdominale Beschwerden, Erbrechen, Übelkeit, Obstipation, Diarrhoe, Dyspepsie, Mundtrockenheit, Zahnschmerzen

Erhöhte Transaminasen

Hautausschlag, Juckreiz

Rückenschmerzen, Gelenkschmerzen, Knochen- oder Muskelschmerzen

Aussetzen der Monatsblutung

Harninkontinenz

Asthenie, Müdigkeit, Fieber

- ■ Klinische Hinweise
- [+] Es liegen **Wirksamkeitsnachweise** für Kinder und Jugendliche mit einer Schizophrenie vor.
- [+] Gemäß der S3-Leitlinie „Schizophrenie" (Stand 15.03.2019) wird Kindern und Jugendlichen mit einer Schizophrenie Paliperidon zur Behandlung von Positivsymptomen empfohlen.
- [+] Retard- und Depotpräparate sind bei Patienten mit eingeschränkter Adhärenz zu erwägen.
- [+] Abhängig von der Dosierung sind die Depotpräparate 1–3 Monate lang wirksam.
- [+] Geringes Risiko für pathologische QTc-Zeit-Verlängerung bei Patienten unter 18 Jahren, die keine kardialen Vorerkrankungen hatten.

❶ Cave!
- Der Wirkstoff befindet sich in einer magensaft-resistenten Kapsel mit semipermeabler Hülle. → Tablette muss **als Ganzes geschluckt werden** und darf nicht zerkaut, geteilt oder zerkleinert werden.
- Depot-Präparate sind nicht zur Akutmedikation geeignet!
- Passagere **Leukozytopenie** in Einstellungsphase bei 30 % aller mit Antipsychotika der 2. Generation behandelten Patienten → **Laborkontrollen!** (siehe ◪ Tab. A.3)
- Relativ hohes Risiko für das Auftreten von EPS, insbesondere bei höheren Dosierungen → Dosisreduktion oder Absetzung und Umstellung auf Wirkstoff mit geringerem Risiko; Komedikation mit Anticholinergika (siehe ◪ Tab. A.6).
- Es wurden signifikante Gewichtszunahmen berichtet → Regelmäßige Gewichtskontrollen und Bestimmung von Blutfetten sowie Nüchternglukose (siehe ◪ Tab. A.3)
- Epidemiologische Studien legen ein moderat erhöhtes Risiko für das Auftreten einer diabetischen Stoffwechsellage nahe.
- Höhere Anstiege der Prolaktinspiegel als unter Risperidon → Regelmäßige Untersuchungen auf klinische Symptome der Hyperprolaktinämie wie Amenorrhoe, Gynäkomastie, Gynäkodynie oder Galaktorrhoe (siehe ◪ Tab. A.3)

Paroxetin

- Antidepressivum
- SSRI; keine/geringe Affinitäten zu anderen Rezeptoren
- t_{max} 3–7 h, $t_{1/2}$ ca. 18 h (12–44 h)
- Überwiegender Metabolismus durch CYP2D6- und -3A4 sowie P-Glykoproteine

---

Darreichungsformen

- 10-, 20-, 30- und 40 mg-Filmtabletten
- 33,1 mg/ml-Tropfen zum Einnehmen
- 2-mg/ml-Suspension zum Einnehmen

- **Indikationen**
- Episoden einer Major Depression
- Zwangsstörung
- Panikstörung mit oder ohne Agoraphobie
- Soziale Angststörung/soziale Phobie
- Generalisierte Angststörung
- Posttraumatische Belastungsstörung

- **Dosierung**
- Depression: 20 mg, morgens → 40 mg/Tag
- Zwangsstörungen: 2,5 (Kinder) – 10 mg, morgens → 40 (–60) mg/Tag
- Angststörungen: 5–10 mg, morgens → 30 (–50) mg/Tag, alle 5–7 Tage um 5–10 mg steigern

- **Unerwünschte Arzneimittelwirkungen**
- **Sehr häufig**
  Konzentrationsstörungen, Übelkeit, sexuelle Dysfunktionen
- **Häufig**
  Verminderter Appetit, Erhöhung der Cholesterinwerte

Schläfrigkeit, Schlaflosigkeit, Agitiertheit, ungewöhnliche Träume/Albträume
Schwindelgefühl, Tremor, Kopfschmerzen, Verschwommensehen
Gähnen
Obstipation, Diarrhoe, Erbrechen, Mundtrockenheit
Schwitzen, Schwächezustände, Gewichtszunahme

- Klinische Hinweise
[+] **Wirksamkeit nachgewiesen** von SSRIs in klinischen Studien bei der Behandlung von Zwangserkrankungen im Kindes- und Jugendalter nachgewiesen. Aufgrund der guten Verträglichkeit SSRIs 1. Wahl
[+] Gute Überdosierungssicherheit
[+] Nicht sedierend
[+] Mit der Lösung bei Kindern feine und individuell flexible Dosistitrierung möglich.
[–] Gemäß der nicht mehr gültigen S3-Leitlinie „Behandlung von **depressiven Störungen** bei Kindern und Jugendlichen" (Stand: 01.07.2013) sollte Citalopram, Escitalopram oder Sertralin empfohlen werden, **wenn Fluoxetin nicht möglich** oder nicht gewünscht ist.
[–] Bei der Behandlung von **Angststörungen** ist eine **medikamentöse Behandlung nur 2. Wahl** und erst dann gerechtfertigt, wenn Psychoedukation, Psychotherapie und soziotherapeutische Maßnahmen nicht hinreichend hilfreich waren.

🛇 Cave!
— **UAWs treten oftmals vor der gewünschten Wirkung auf,** meist innerhalb der ersten 14 Tage. → Gut vorher aufklären, um die Adhärenz zu erhalten!

- Häufig sexuelle Funktionsstörungen, die teilweise auf die mit der Erkrankung verbundenen Symptome wie Libidominderung, Antriebslosigkeit, Interesse- und Freudlosigkeit zurückzuführen sind → Gut vorher aufklären, um die Adhärenz zu erhalten!
- Erhöhtes Risiko für suizidales Verhalten (Suizidgedanken und Suizidversuche) sowie feindseliges Verhalten in klinischen Studien mit SSRIs → Häufigere Untersuchungen bezüglich suizidaler Symptome vor allem zu Beginn der Behandlung
- Absetzungssyndrome sind häufiger als unter anderen SSRIs beschrieben.
- Gewichtszunahmen sind häufiger als unter anderen SSRIs.

Pipamperon

- Antipsychotikum der 1. Generation mit sedativ-hypnotischen, erregungsdämpfenden Eigenschaften
- Dopamin-Rezeptor-Antagonist mit hoher Affinität zum D_4-Rezeptor, Serotonin-Rezeptorantagonist mit hoher Affinität zum 5-HT_2-Rezeptor
- t_{max} 2–4 h, $t_{1/2}$ 17–22 h
- Metabolisierung nicht bekannt

Darreichungsformen

- 40- und 120-mg-Tabletten
- 4-mg/ml-Saft zum Einnehmen

- **Indikationen**
- *Schlafstörungen bei Kindern und Jugendlichen*
- *Psychomotorische Unruhezustände bei Kindern und Jugendlichen*
- Aggressives Verhalten und Impulskontrollstörungen
- Selbstverletzendes Verhalten, Suizidalität, Schneidedruck
- Dysphorie

- **Dosierung**
- Schlafstörungen: 20–40 mg am Abend
- Psychomotorische Unruhezustände, Aggressivität, leichte oder keine psychotischen Symptome, akute Therapie:
  1 mg/kg KG/Tag, 3–4-mal am Tag **(Kinder < 14 Jahre)** → 2–4(6) mg/kg KG/Tag, 3–4-mal am Tag, langsam aufdosieren
  30 mg 3–4-mal am Tag **(Jugendliche)** → 60–120 mg, 3–4-mal am Tag, sofort aufdosierbar
- Aggressives Verhalten und Impulskontrollstörungen, längerfristige Therapie:
  1 mg/kg KG/Tag **(Kinder < 14 Jahre)**, 3–4-mal am Tag
  30 mg 3–4-mal am Tag **(Jugendliche)**
- Selbstverletzendes Verhalten, Suizidalität, Schneidedruck
  30 mg 3–4-mal am Tag → 2–6 mg/kg KG/Tag, 3–4-mal am Tag, langsam aufdosieren

- **Unerwünschte Arzneimittelwirkungen**
- **Sehr häufig**
  Somnolenz, Muskelsteifigkeit, Zahnradphänomen
  Müdigkeit
- **Häufig**
  Akathisie, Opisthotonus, Dyskinesie, okulogyre Krise
  Hypertonie, Tachykardie, orthostatische Hypotension
  Muskuläre Spastizität
  Erbrechen, Mundtrockenheit,

Urtikaria
Amenorrhoe
Depression
Asthenie, Gangstörungen

- ▪ **Klinische Hinweise**

[+] V. a. in der Akuttherapie bei psychomotorischen Unruhezuständen bewährt und eingesetzt, da relativ **gute Verträglichkeit** aufgrund der gering ausgeprägten EPS und
praktisch fehlender anticholinerger Wirkung.

[+] Geringes Risiko für Hyperprolaktinämie und sexuelle
Funktionsstörungen

[+] Mit dem Saft bei Kindern feine und individuell flexible
Dosistitrierung möglich.

[–] Gemäß der S1-Leitlinie „Nichtorganische **Schlafstörungen**"
(Stand 01.07.2018) soll eine medikamentöse Therapie bei
Kindern und Jugendlichen nur nach Ausschöpfung ver-
haltenstherapeutischer Interventionen („Schlafhygiene")
und **nur zur vorübergehenden Entlastung** über wenige
Wochen eingesetzt werden.

[+] Gemäß der S2k-Leitlinie „Suizidalität im Kindes- und
Jugendalter" (Stand: 31.05.2016) kann **bei akuter Suizidalität,** in Ergänzung zu kontinuierlicher Überwachung
und Betreuung und entlastenden Gesprächsangeboten,
vorübergehend zur Entlastung eine sedierende Medikation
aus der Gruppe der niedrigpotenten Antipsychotika (z. B.
auch Pipamperon) notwendig werden.

[–] Gemäß der S2k-Leitlinie „**Nicht-suizidales selbstverletzendes Verhalten** im Kindes- und Jugendalter" (Stand:
20.02.2015) soll ein psychopharmakologische Therapie
nie allein eingesetzt werden und nur dann **als Ergänzung**
erwogen werden, wenn sich mittels psychotherapeutischer
Verfahren keine Verbesserung von nicht-suizidalem selbstverletzendem Verhalten erreichen lässt. In der Literatur
werden u. a. Therapieversuche mit **Antipsychotika** berichtet,

jedoch ist die Studienlage nicht ausreichend, um eine Empfehlung auszusprechen.

❶ Cave!
— Bei Kindern und Jugendlichen nur begrenzte Studien zur Wirksamkeit und Verträglichkeit, deshalb sollte es nur unter besonderer Berücksichtigung des Nutzen-Risiko-Verhältnis verordnet werden.
— Vermindertes Reaktionsvermögen nach Einnahme möglich → Aufklärung über Beeinträchtigungen im Straßenverkehr, Schule, Arbeitsplatz
— Kann die Krampfschwelle erniedrigen → Patienten mit Epilepsie müssen sorgfältig überwacht werden.

Promethazin

— H_1-Antihistaminikum, Sedativum/Hypnotikum
— Antihistaminerge, anticholinerge, antiadrenerge und antiserotonerge Wirkung; geringe antagonistische Aktivität an Dopamin-Rezeptoren
— t_{max} 1,5–3 h, 4 h (i.m.); $t_{1/2}$ 10–12 h
— Metabolisierung durch CYP2D6

Darreichungsform

— 10-, 25-, 50- und 75-mg-Tabletten
— 20-mg/ml-Tropfen
— 50-mg/2ml-Injektionslösung

- ■ **Indikationen**
- – *Unruhe- und Erregungszustände bei psychiatrischen Erkrankungen bei Kindern ab 2 Jahren*
- – *Schlafstörungen bei Kindern ab 2 Jahren*
- – Übelkeit und Erbrechen
- – Akute allergische Reaktion vom Soforttyp, wenn gleichzeitig eine Sedierung indiziert ist (Injektionslösung)

- ■ **Dosierung**
- – Unruhe und Erregungszustände: 10–25 mg/Tag → 50 mg/Tag; Tagesdosis von 0,5 mg/kg KG sollte in keinem Fall überschritten werden
- – Schlafstörungen: 10 mg zur Nacht → 30 mg/Tag in 3 Dosen, max. 0,5 mg/kg KG/Tag

- ■ **Unerwünschte Arzneimittelwirkungen**
- – **Sehr häufig**
  Sedierung
  Mundtrockenheit und Eindickung von Schleim mit Störungen der Speichelsekretion
  Blutdruckabfall, orthostatische Dysregulation, Tachykardie, QT-Verlängerung, Herzrhythmusstörungen
- – **Häufig**
  Sinusitis
  Erhöhung des Augeninnendrucks, Akkommodationsstörungen
  Schwitzen, vermehrtes Durstgefühl, Gewichtszunahme, Verstopfung
  Auswirkungen auf die sexuellen Funktionen
  Störungen beim Harnlassen
  Atemdepression

- ■ **Klinische Hinweise**
- [+] Gute sedierende Eigenschaften

[+] Kein Abhängigkeitspotential
[+] Mit den Tropfen bei Kindern feine und individuell flexible Dosistitrierung möglich.
[–] Gemäß der S1-Leitlinie „Nichtorganische **Schlafstörungen"** (Stand 01.07.2018) soll eine medikamentöse Therapie bei Kindern und Jugendlichen nur nach Ausschöpfung verhaltenstherapeutischer Interventionen („Schlafhygiene") und **nur zur vorübergehenden Entlastung** über wenige Wochen eingesetzt werden.

❶ Cave!
  - QTc-Zeit kann sich verlängern → EKG-Kontrollen!
  - Vermindertes Reaktionsvermögen nach Einnahme möglich → Aufklärung über Beeinträchtigungen im Straßenverkehr, Schule, Arbeitsplatz
  - Komedikation mit Clozapin → Risiko hämatologischer Veränderungen erhöht

Propiverin

  - Anticholinergikum mit spasmolytischer Wirkung auf die glatte Muskulatur
  - t_{max} im Mittel 2,3 h (kein Einfluss der Nahrungsaufnahme), $t_{1/2}$ 13–22 h
  - Fast vollständiger Abbau durch CYP3A4 in u. a. 3 aktive Metabolite

Darreichungsformen
  - 5- und 15-mg-Filmtabletten

- **Indikationen**
- *Dranginkontinenz und/oder erhöhter Miktionsfrequenz und Harndrang ab 5 Jahren*

- **Dosierung**
- Einschleichend → 0,8 mg/kg KG/Tag (15 mg/Tag) verteilt auf 2 Gaben

- **Unerwünschte Arzneimittelwirkungen**
- **Sehr häufig**
  Mundtrockenheit
- **Häufig**
  Kopfschmerzen
  Obstipation, Bauchschmerzen, Dyspepsie
  Müdigkeit und Erschöpfung

- **Klinische Hinweise**
- [+] Gut verträglich
- [–] Gemäß der „S2k-Leitlinie zur „Enuresis und nicht-organischen (funktionellen) Harninkontinenz bei Kindern und Jugendlichen" (Stand 02.12.2015) ist die Apparative Verhaltenstherapie mit Klingelgerät oder -matte das Mittel der 1. Wahl; die **Pharmakotherapie** ist **2. Wahl.** Propiverin ist aufgrund der im Vergleich zu Oxybutynin besseren Verträglichkeit bei Dranginkontinenz Therapie der 1. Wahl.

- ❶ **Cave!**
  - Da organische Entwicklung der Blase bei Kleinkindern noch nicht abgeschlossen → **Behandlung nicht vor dem 5. Lebensjahr**

- Durch Harnretention Resturinbildung
  möglich → **Enge Ultraschallkontrollen,** um
  Harnwegsinfektion zu vermeiden

Quetiapin

- Mittelpotentes Antipsychotikum der 2. Generation
- Niedrigaffiner Antagonist an D_{2-4}-Dopamin- und 5-HT_{2A}-Serotonin-Rezeptoren, hohe Affinitäten an adrenergen $\alpha_{1/2}$- und H_1-Histamin-Rezeptoren
- t_{max} 1–1,5 h (schnell freisetzend), 6 h (retardierte Form); $t_{1/2}$ 7 h, $t_{1/2}$ 12 h (aktiver Metabolit Nor-Quetiapin)
- Metabolismus durch CYP3A4 und -2D6

Darreichungsformen

- 25-, 50-, 100-, 150-, 200-, 300- und
  400-mg-Filmtabletten
- 50-, 150-, 200-, 300- und 400-mg-Retardtabletten

- **Indikationen**
- Schizophrenie (in den USA zugelassen für 13–17-jährige
  Patienten)
- Bipolare Störungen: mäßige bis schwere manische Episoden,
  Rückfallprävention von manischen oder depressiven
  Episoden bei Patienten, die zuvor auf eine Quetiapin-
  Behandlung angesprochen haben
- Episoden einer schweren Depression als Zusatztherapie mit
  unzureichender Response auf das Antidepressivum (für
  Retardpräparat)
- Depression (paranoide Anteile, Rückfallprävention bei
  rezidivierenden Formen)
- Bulimia nervosa (Impulsivität, Stimmungsschwankungen)

- Anorexie nervosa (paranoide Anteile, Rigidität, Depressivität, Bewegungsdrang)
- Zielsymptome emotionale Instabilität, Impulskontrollstörungen, (Auto-)Aggressivität, Gespanntheit, Unruhe, Gereiztheit
- Zwangsstörungen (als Augmentation zu Antidepressivum)

- **Dosierung**

Filmtabletten
- Schizophrenie: Es muss die niedrigst mögliche Dosierung (= zufriedenstellende antipsychotische Wirkung bei geringstmöglichen UAWs) sowohl für die Akutbehandlung als auch für Rückfallprophylaxe bestimmt werden.
  50 mg (1. Tag) → 100 mg (2. Tag) → 200 mg (3. Tag) → 300 mg (4. Tag) → 450 (−1200) mg/Tag, Verteilung auf 2–3 Einnahmen; bei Minderjährigen ggf. kleinschrittiger in 25–50-mg-Schritten vorgehen
- Manische Phase bei bipolaren Störungen: 100 mg (1. Tag) → 200 mg (2. Tag) → 300 mg (3. Tag) → 400 mg (4. Tag) → 800 mg/Tag, Verteilung auf 2 Einnahmen; bei Minderjährigen ggf. kleinschrittiger in 25–50-mg-Schritten vorgehen
- Schwere depressive Episoden bei bipolaren Störungen: 50 mg (1. Tag) → 100 mg (2. Tag) → 200 mg (3. Tag) → 300 mg/Tag, bei Minderjährigen ggf. kleinschrittiger in 25–50-mg-Schritten vorgehen
- Bulimie: 25 mg/Tag → 50 mg/Tag → 150–300 (−500) mg/Tag, in 25-mg-Schritten; Verteilung auf 1–3 Gaben; als Add-on zu SSRI: TDM durchführen!
- Anorexie: 25 mg/Tag → 100–300 (600) mg/Tag, langsame Eindosierung in 25-mg-Schritten, Verteilung auf 1–2 Gaben (anfangs evtl. sogar 3, z. B. bei starkem Bewegungsdrang); bei Komedikation: TDM durchführen!

- Impulskontrollstörungen, emotionale Instabilität, Aggressivität, Gespanntheit: 25 → 200–300 mg/Tag (meist ausreichend) → 600 mg/Tag (bei starker Explosibilität lt. Studien bis 800 mg); langsame Eindosierung in 25-mg-Schritten, Verteilung auf 2–3 Gaben
- Zwangsstörungen: Augmentation des Antidepressivums, 25 mg → 600 mg/Tag; TDM bei beiden Substanzen!

Retardtabletten
Einnahme 1x täglich, mind. 1 h vor einer Mahlzeit
- Schizophrenie: 300 mg (1. Tag) → 600 mg (2. Tag) → 800 mg/Tag, bei Minderjährigen kleinschrittiger analog nicht retardierter Formulierung vorgehen
- Schwere depressive Episoden bei bipolaren Störungen: 50 mg am Abend (1. Tag) → 100 mg (2. Tag) → 200 mg (3. Tag) → 300 mg/Tag, bei Minderjährigen kleinschrittiger analog nicht retardierter Formulierung vorgehen
- Bipolare Störungen, Rückfallprävention: 300–800 mg/Tag, Einnahme am Abend
- Schwere Depression (Zusatztherapie): 25–50 mg am Abend (1. und 2. Tag) → 75–150 mg (3. und 4. Tag) → 300 mg/Tag **(bei Erwachsenen);** bei Minderjährigen oft 50–150 mg ausreichend

- **Unerwünschte Arzneimittelwirkungen**
- **Sehr häufig**
  Verringerter Hämoglobin-Wert
  Schwindel, Somnolenz, Kopfschmerzen, EPS
  Erhöhung der Triglycerid-Spiegel und des Gesamtcholesterins (v. a. LDL), Abnahme des HDL-Cholesterins und Hämoglobin, erhöhte Prolaktin-Werte (v. a. **bei Jugendlichen**)
  Mundtrockenheit
  Absetzungssymptom beim Beenden der Behandlung

— **Häufig**

Gesteigerter Appetit

Dysarthrie, Synkope (v. a. **bei Jugendlichen**)

Verschwommensehen

Orthostatische Hypotonie

Obstipation, Dyspepsie, Erbrechen

Dyspnoe, milde Asthenie, periphere Ödeme, Reizbarkeit, Pyrexie, Rhinitis (v. a. **bei Jugendlichen**)

Leukopenie, Abnahme der neutrophilen Granulozyten, Erhöhung der eosinophilen Granulozyten, Hyperprolaktinämie, Abnahme des Gesamt-T3, -T4 und freien T4, Zunahme des TSH, Hyperglykämie, Erhöhung der ALT und GGT

■ **Klinische Hinweise**

[+] Es liegen **Wirksamkeitsnachweise** für Kinder und Jugendliche mit einer **Schizophrenie** und manischen Episoden einer **bipolaren Störung** vor.

[+] Gemäß der S3-Leitlinie „Schizophrenie" (Stand 15.03.2019) wird Kindern und Jugendlichen mit einer Schizophrenie Quetiapin zur **Behandlung von Positiv-symptomen** empfohlen.

[+] Bei Kindern ist Quetiapin die **1. Wahl** bei der Behandlung von **bipolaren Störungen**.

[+] Sedierung/Entspannung stellt sich zeitnah ein, anti-psychotischer Effekt erst nach bis zu 14 Tagen.

[+] Geringstes Risiko für das Auftreten von EPS aller Antipsychotika der 2. Generation zusammen mit Olanzapin

[+] Gewichtszunahme unter antipsychotischen Dosierungen geringer als bei Clozapin, Olanzapin und Risperidon; im Niedrigdosis-Bereich bis 200 mg oft gewichtsneutral

[+] Geringes Risiko für pathologische QTc-Zeit-Verlängerung bei Patienten unter 18 Jahren, die keine kardialen Vor-erkrankungen hatten.

❶ Cave!
- Passagere Leukozytopenie in Einstellungsphase bei 30 % aller mit Antipsychotika der 2. Generation behandelten Patienten → Laborkontrollen!
- Erhöhte Prolaktin-Werte häufig bei Jugendlichen beobachtet → Regelmäßige Untersuchungen auf klinische Symptome der Hyperprolaktinämie (siehe ◨ Tab. A.3)
- Epidemiologische Studien legen ein moderat erhöhtes Risiko für das Auftreten einer diabetischen Stoffwechsellage nahe.
- Rauchen reduziert Quetiapin-Spiegel → TDM indiziert → Oft höhere Dosierungen erforderlich

Reboxetin

- Antidepressivum
- SNRI, geringe Affinitäten zu anderen Neurotransmitter-Rezeptoren
- t_{max} 2 h, $t_{1/2}$ ca. 13 h
- Überwiegende Metabolisierung durch CYP3A4

Darreichungsformen
- 4-mg-Tabletten

- **■ Indikationen**
- Depressive Erkrankungen
- ADHS

■ **Dosierung**

− Depression: 1–4 mg/Tag → 8 (−12) mg/Tag, verteilt auf 2 Einzelgaben

− ADHS: 3–8 mg/Tag verteilt auf 2 Einzeldosen

■ **Unerwünschte Arzneimittelwirkungen**

− **Sehr häufig**
Schlaflosigkeit
Mundtrockenheit, Obstipation, Übelkeit
Hyperhidrose

− **Häufig**
Agitiertheit, Angst
Kopfschmerzen, Benommenheit, Parästhesie, Akathisie
Appetitminderung, Geschmacksveränderung, Erbrechen
Tachykardie, Palpitationen, Vasodilatation, Hypotonie,
Hypertonie,
Akkomodationsstörung
Miktionsbeschwerden, Harnwegsinfekte, Dysurie, Harn-
verhalt, Erektionsstörungen, Ejakulationsschmerzen,
Ejakulationsverzögerung
Hautausschläge, Schüttelfrost

■ **Klinische Hinweise**

[+] Gute Überdosierungssicherheit

[+] Nicht sedierend

[+] Keine Gewichtszunahme

[+] **Wirkung nachgewiesen** auf Symptome der ADHS und
assoziierte Verhaltensweisen wie Aggressivität, Angst oder
Depression in Studien an Kindern und Jugendlichen nachgewiesen.

[−] Gemäß der nicht mehr gültigen S3-Leitlinie „Behandlung
von **depressiven Störungen** bei Kindern und Jugendlichen"
(Stand: 01.07.2013) sollte Citalopram, Escitalopram oder
Sertralin empfohlen werden, **wenn Fluoxetin nicht möglich**
oder nicht gewünscht ist.

[–] In der S3-Leitlinie „Aufmerksamkeitsdefizit-/Hyper-aktivitätsstörung (ADHS) im Kindes-, Jugend- und Erwachsenenalter" (Stand: 02.05.2017) wird Reboxetin als eine mögliche Option in der Behandlung der ADHS nicht erwähnt.

❶ Cave!
  — Kann in Deutschland seit dem 01.04.2011 nicht mehr zu Lasten der GKV verordnet werden, in der Schweiz ist die Indikation auf schwere Episoden der Depression eingeengt.
  — **UAWs treten oftmals vor der gewünschten Wirkung auf,** meist innerhalb der ersten 14 Tage → Gut vorher aufklären, um die Adhärenz zu erhalten!
  — Häufig sexuelle Funktionsstörungen, die teilweise auf die mit der Erkrankung verbundenen Symptome wie Libidominderung, Antriebslosigkeit, Interesse- und Freudlosigkeit zurückzuführen sind → Gut vorher aufklären, um die Adhärenz zu erhalten!
  — Erhöhtes Risiko für suizidales Verhalten (Suizidgedanken und Suizidversuche) sowie feindseliges Verhalten wurde in klinischen Studien mit SSRIs häufiger beobachtet.
    → Häufigere Untersuchungen bezüglich suizidaler Symptome vor allem zu Beginn der Behandlung
  — Bei Kombination mit Wirkstoffen, die durch CYP3A4 gehemmt oder induziert werden (siehe ◨ Tab. A.7) → Veränderte Plasmakonzentrationen und Wirksamkeit von Reboxetin → TDM indiziert!

Risperidon

— Hochpotentes Antipsychotikum der 2. Generation
— Hochaffiner Antagonist an D_2-Dopamin- und 5-HT_{2A}-Serotonin-Rezeptoren; mittelaffiner Antagonist an H_1-Histamin- sowie adrenergen α_1- und α_2-Rezeptoren
— t_{max} 1–2 h, $t_{1/2}$ 3 h, 24 h (aktiver Metabolit Paliperidon)
— Wird durch CYP2D6- und -3A4 zum aktiven Metaboliten 9-Hydroxy-Risperidon (Paliperidon) verstoffwechselt (35–45 % der Dosis), das ähnliche pharmakologische Wirkung wie die Muttersubstanz hat

---

  Darreichungsform

  — 0,25-, 0,5-, 1-, 2-, 3-, 4- und 6-mg-Filmtabletten
  — 0,5- 1- und 2-mg-Schmelztabletten
  — 1-mg/ml-Lösung zur oralen Gabe

• Indikationen
— *Symptomatische Kurzzeitbehandlung (bis zu 6 Wochen) bei persistierendem aggressivem Verhalten von Kindern mit Störungen des Sozialverhaltens ab einem Alter von 5 Jahren und Jugendlichen mit unterdurchschnittlichem intellektuellen Funktionsniveau, mentaler Retardierung, bei denen der Schweregrad der Aggressivität eine pharmakologische Behandlung notwendig macht. Einsatz nur im Rahmen eines multimodalen Behandlungsprogramms*
— Schizophrenie
— Mäßige bis schwere manische Episoden im Rahmen bipolarer Störungen
— Kurzzeitbehandlung anhaltender Aggression bei Patienten mit Alzheimer-Demenz

- **Dosierung**
- Aggression im Rahmen von Verhaltensstörungen:
  0,25–2 mg/Tag
- Schizophrenie: Es muss die niedrigst mögliche Dosierung
  (= zufriedenstellende antipsychotische Wirkung bei
  geringstmöglichen UAWs) sowohl für die Akutbehandlung
  als auch für Rückfallpropylhaxe bestimmt werden.
  0,5–3 mg/Tag → 6 mg/Tag, Titration in 0,5–1-mg-Schritten
- Bipolare Manie: 0,5–2,5 mg/Tag → 6 mg/Tag, Titration in
  0,5–1-mg-Schritten

- **Unerwünschte Arzneimittelwirkungen**
- **Sehr häufig**
  Schlaflosigkeit
  Sedierung, Somnolenz, Parkinsonismus, Kopfschmerzen
- **Häufig**
  Pneumonie, Bronchitis, Infektion der oberen Atemwege,
  Sinusitis, Harnwegsinfektion, Ohrinfektion, Influenza
  Hyperprolaktinämie
  Gewichtszunahme, gesteigerter Appetit, verminderter
  Appetit
  Schlafstörungen, Agitiertheit, Depression, Angst
  Schwindel, Akathisie, Dystonie, Dyskinesie, Tremor
  Verschwommensehen, Konjunktivitis
  Tachykardie, Hypertonie
  Dyspnoe, pharyngolaryngealer Schmerz, Husten, Epistaxis,
  verstopfte Nase
  Bauchschmerzen, abdominale Beschwerden, Erbrechen,
  Übelkeit, Obstipation, Diarrhoe, Dyspepsie, Mundtrocken-
  heit, Zahnschmerzen
  Hautausschlag, Erythem
  Muskelspasmen, muskuloskelettale Schmerzen, Rücken-
  schmerzen, Arthralgie

Harninkontinenz

Asthenie, Müdigkeit, Ödem, Fieber, Schmerzen, Thorax-schmerzen

Sturz

- ▪ **Klinische Hinweise**
- [+] Relativ **gute Datenlage** hinsichtlich Wirksamkeit bei der Behandlung von **aggressivem Verhalten**
- [+] Es liegen **Wirksamkeitsnachweise** für Kinder und Jugendliche mit einer **Schizophrenie** vor.
- [+] Gemäß der S3-Leitlinie „Schizophrenie" (Stand 15.03.2019) wird Kindern und Jugendlichen mit einer Schizophrenie Risperidon **S3 Leitlinie zur Behandlung von Positivsymptomen empfohlen.**
- [+] Geringes Risiko für pathologische QTc-Zeit-Verlängerung bei Patienten unter 18 Jahren, die keine kardialen Vor-erkrankungen hatten.
- [+] Mit der Lösung bei Kindern feine und individuell flexible Dosistitrierung möglich.

🛑 **Cave!**
- – **Zulassung nur für Kurzzeitbehandlung** (6 Wochen!) → Darüber hinaus „Off-label"-Behandlung!
- – Passagere **Leukozytopenie** in Einstellungsphase bei 30 % aller mit Antipsychotika der 2. Generation behandelten Patienten → **Laborkontrollen!** (siehe ◻ Tab. A.3)
- – Relativ hohes Risiko für das Auftreten von EPS, insbesondere bei höheren Dosierungen → Dosisreduktion oder Absetzung und Umstellung auf Wirkstoff mit geringerem

Risiko; Komedikation mit Anticholinergika
(siehe ◘ Tab. A.6)
— Es wurden signifikante Gewichtszunahmen
  berichtet → Regelmäßige Gewichtskontrollen
  und Bestimmung von Blutfetten sowie
  Nüchternglukose (siehe ◘ Tab. A.3)
— Epidemiologische Studien legen ein moderat
  erhöhtes Risiko für das Auftreten einer
  diabetischen Stoffwechsellage nahe.
— Häufig Anstiege der Prolaktinspiegel
  beobachtet → Regelmäßige Untersuchungen auf
  klinische Symptome der Hyperprolaktinämie wie
  Amenorrhoe, Gynäkomastie, Gynäkodynie oder
  Galaktorrhoe (siehe ◘ Tab. A.3)

Sertralin

— Antidepressivum
— SSRI, keine/geringe Affinitäten zu anderen Rezeptoren
— t_{max} 4,5–8,4 h (kein Nahrungseinfluss), $t_{1/2}$ im Mittel 26 h
— Abbau weitgehend durch CYP2D6, -3A4, -2C19 und
  P-Glykoproteinen

Darreichungsformen

— 50- und 100-mg-Filmtabletten

■ Indikationen
— *Zwangsstörungen bei pädiatrischen Patienten ab 6 Jahren*
— Angststörungen
— Episoden und Rezidivprophylaxe einer Major Depression
— Posttraumatische Belastungsstörung

- **Dosierung**
  - Zwangsstörungen, Depression und Angststörungen:
    25 mg/Tag **(Kinder 6–12 Jahre)** → 50 mg (nach 1
    Woche) → 200 mg/Tag, Dosiserhöhung um 25–50 mg pro
    Woche
    50 mg/Tag **(Jugendliche)** → 100 mg (nach 1
    Woche) → 200 mg/Tag, Dosiserhöhung um 25–50 mg pro
    Woche

- **Unerwünschte Arzneimittelwirkungen**
  - **Sehr häufig**
    Schwindelgefühl, Somnolenz, Kopfschmerzen
    Diarrhoe, Übelkeit, Mundtrockenheit
    Ejakulationsversagen, Schlaflosigkeit, Müdigkeit
  - **Häufig**
    Infektion der oberen Atemwege, Pharyngitis, Rhinitis
    Anorexie, gesteigerter Appetit (vorwiegend zu Beginn der
    Behandlung)
    Depression, Depersonalisation, Albträume, Angst, Agitiert-
    heit, Nervosität, verminderte Libido, Bruxismus
    Parästhesie, Tremor, erhöhter Muskeltonus, Geschmacks-
    veränderungen, Aufmerksamkeitsstörung, Sehstörungen,
    Tinnitus
    Palpitationen, Hitzewallungen
    Abdominelle Schmerzen, Erbrechen, Obstipation, Flatulenz,
    Dyspepsie
    Hyperhidrose, Hautausschlag
    Störungen der Sexualfunktion, Erektionsstörung
    Gähnen, Myalgie, Brustschmerz

- **Klinische Hinweise**
  [+] Wirksamkeit von SSRIs in klinischen Studien bei der
      Behandlung von **Zwangserkrankungen** im Kindes- und
      Jugendalter nachgewiesen. Aufgrund der guten Verträg-
      lichkeit und der Zulassung **1. Wahl**

[+] Gute Überdosierungssicherheit

[+] Geringes Risiko für Gewichtszunahme

[–] Bei der Behandlung von **Angststörungen** ist eine **medikamentöse Behandlung nur 2. Wahl** und erst dann gerechtfertigt, wenn Psychoedukation, Psychotherapie und soziotherapeutische Maßnahmen nicht hinreichend hilfreich waren.

[–] Gemäß der nicht mehr gültigen S3-Leitlinie „Behandlung von **depressiven Störungen** bei Kindern und Jugendlichen" (Stand: 01.07.2013) sollte Citalopram, Escitalopram oder **Sertralin** empfohlen werden, **wenn Fluoxetin nicht möglich** oder nicht gewünscht ist.

❶ Cave!
- **Erst treten ggf. die meist innerhalb 14 Tagen vorübergehenden UAWs auf, danach die gewünschte Wirkung. → Gut vorher aufklären wegen Adhärenz!**
- Häufige **sexuelle Funktionsstörungen,** die teilweise auf die mit der Erkrankung verbundenen Symptome wie Libidominderung, Antriebslosigkeit, Interesse- und Freudlosigkeit zurückzuführen sind → Gut vorher aufklären wegen Adhärenz
- Erhöhtes Risiko für suizidales Verhalten (Suizidgedanken und Suizidversuche) sowie feindseliges Verhalten wurde in klinischen Studien mit SSRIs häufiger beobachtet → Häufigere Untersuchungen bezüglich suizidaler Symptome vor allem zu Beginn der Behandlung

Sulpirid

— Niedrigpotentes Antipsychotikum der 1. Generation
— Antagonist an D_{2-4}-Dopamin-Rezeptoren
— t_{max} ca. 2–6 h, $t_{1/2}$ 7,2–10 h
— Ausscheidung überwiegend renal (95 %)

> **Darreichungsformen**
>
> — 50-, 100- und 200-mg-Tabletten

■ Indikationen
— *Akute und chronische Schizophrenien im Erwachsenen- und Kindesalter ab 6 Jahren*
— Tic-Störungen
— Depressive Erkrankungen, wenn die Behandlung mit einem anderen Antidepressivum erfolglos war

■ Dosierung
— Schizophrenie: Es muss die niedrigst mögliche Dosierung (= zufriedenstellende antipsychotische Wirkung bei geringstmöglichen UAWs) sowohl für die Akutbehandlung als auch für Rückfallpropylaxe bestimmt werden.
1–2 mg/kg KG/Tag → 3–10 mg/kg KG/Tag, verteilt auf 2–3 Einzeldosen
— Tic-Störungen: 2,5 mg/kg KG/Tag (50 mg) → 5–10 mg/kg KG/Tag, wöchentliche Steigerung um 50–100 mg/Tag, verteilt auf 3 Dosen
— Depression: 50 mg 1–3-mal am Tag

■ Unerwünschte Arzneimittelwirkungen
— **Häufig**
Übelkeit, Mundtrockenheit oder übermäßige Speichelsekretion, Transpiration, Kopfschmerzen, Schwindel,

Müdigkeit, herabgesetzte körperliche Aktivität
(Hypokinesie), Schlaflosigkeit
Tachykardie
Obstipation, gastrointestinale Störungen mit Übelkeit und
Erbrechen
Hyperprolaktinämie, Brustschmerzen, Milchfluss

- ■ Klinische Hinweise
- [+] Gut verträglich, geringes Risiko bei niedriger Dosierung
  für EPS
- [+] Mittel der 1. Wahl bei Tics mit Stressempfindlichkeit,
  emotionalen Symptomen und Zwangsmerkmalen
- [–] Gemäß der S3-Leitlinie „Schizophrenie" (Stand 15.03.2019),
  die für die gesamte Lebensspanne Gültigkeit hat, sollte
  Kindern und Jugendlichen zur Behandlung von Positiv-
  symptomen eine Behandlung mit Antipsychotika wie
  Aripiprazol, Quetiapin, Paliperidon oder Risperidon
  angeboten werden. Für Sulpirid gibt es **keine ausreichende
  Evidenzgrundlage,** die Zulassung erfolgte aufgrund der
  Extrapolation von Studien an Erwachsenen.

🛑 **Cave!**
- — Um **Schlafstörungen** zu vermeiden → Letzte
  Dosis in der Regel vor 16.00 Uhr einzunehmen
- — Häufig Anstiege der **Prolaktinspiegel**
  beobachtet → Regelmäßige Untersuchungen auf
  klinische Symptome der Hyperprolaktinämie wie
  Amenorrhoe, Gynäkomastie, Gynäkodynie oder
  Galaktorrhoe (siehe ◘ Tab. A.3).
- — **Kontraindikation:** Nierendysfunktion, zerebrales
  Anfallsleiden

— Die Einschätzung einer Wirkung bei Tics ist
erst nach längerer Beobachtungszeit (d. h.
3–6 Monate) sicher zu geben.

Tiaprid

— Niedrigpotentes Antipsychotikum der 1. Generation
— Niedrigaffiner D_{2-4}-Dopamin-Rezeptor-Antagonist
— t_{max} ca. 1 h, $t_{1/2}$ 2,6–4 h
— Unveränderte renale Elimination

Darreichungsform

- — 100-mg-Tabletten
- — 50-mg/ml-Injektionslösung
- — 153,21-mg/ml-Tropfen

- Indikationen
— Tic-Störungen (Tourette-Syndrom)
— Antipsychotika-induzierte Spätdyskinesien, vorwiegend oro-
bucco-lingualer Art
— Chorea Huntington

- Dosierung
— Tic-Störungen: 50 mg bzw. 2,5 mg/kg KG
morgens → 5–10 mg/kg KG/Tag bzw. Steigerung um
50–100 mg pro Woche, verteilt auf 3 Dosen
— Antipsychotika-induzierte Spätdyskinesien: 150–300 mg/
Tag, verteilt auf 3 Einzelgaben

- Unerwünschte Arzneimittelwirkungen
— **Häufig** (bei Studien mit der Indikation Antipsychotika-
induzierte Spätdyskinesien)

Benommenheit und Schläfrigkeit, Agitiertheit, Indifferenz
und Schlaflosigkeit
Schwindel/Vertigo, Kopfschmerzen
Erhöhung des Prolaktinspiegels, die die Ursache für
Amenorrhoe, Orgasmusstörungen, Vergrößerung der Brust,
Brustschmerzen, Galaktorrhoe, Gynäkomastie oder Potenz-
störungen sein kann und nach Absetzung reversibel ist.
Asthenie, Müdigkeit

- Klinische Hinweise
[+] Mit den Tropfen bei Kindern feine und individuell flexible
  Dosistitrierung möglich.
[+] Medikament der **1. Wahl bei Tics**, da seit Jahrzehnten gute
  klinische Erfahrungen gemacht wurden und in Plazebokontrollierten Studien eine Wirksamkeit nachgewiesen
  wurde.
[+] In der Behandlung von Tic-Störungen wird Tiaprid im
  Allgemeinen **gut vertragen** und hat ein sehr geringes Risiko
  für das Auftreten von EPS. Nur in Einzelfällen kann es zu
  erhöhten Prolaktin-Spiegeln kommen.

❶ Cave!
- Die Einschätzung einer **Wirkung** bei Tics ist
  erst **nach längerer Beobachtungszeit** (d. h. 3–6
  Monate) sicher zu geben.
- Antipsychotika können die **Krampfschwelle**
  herabsetzen → Patienten mit Epilepsie müssen
  sorgfältig überwacht werden.
- Regelmäßige Kontrollen auf klinische Symptome
  der Hyperprolaktinämie wie Amenorrhoe,
  Gynäkomastie, Gynäkodynie oder Galaktorrhoe
  (vor allem bei Behandlung von präpubertären

Patienten), Gewicht und Herzfunktion
(EKG) → ◨ Tab. A.3
— Wird vorwiegend über die Niere
ausgeschieden → **Dosisreduktion** bei
Patienten mit **eingeschränkter Nierenfunktion**
(Niereninsuffizienz)
— Abrupte Absetzung von Tiaprid vermeiden, da
häufig Rebound-Effekt der Tics.

Topiramat

— Antiepileptikum mit stimmungsstabilisierender Wirkung
— Primäre Hemmung spannungsabhängiger Na^+-Kanäle;
Reduktion der Fähigkeit von Neuronen, Salven hoch-
frequenter Aktionspotentiale abzufeuern; Erhöhung der
inhibitorischen GABA-Aktivität mittels $GABA_A$-Rezeptoren;
Antagonisierung von exzitatorischen Kainat/AMPA-
Rezeptoren
— t_{max} 2–3 h, $t_{1/2}$ im Mittel 21 h
— Vorwiegend renale, unveränderte Ausscheidung

Darreichungsformen

— 25-, 50-, 100- und 200-mg-Tabletten

■ Indikationen
— Bipolare Störungen
— Gewichtsreduktion in der Behandlung mit Antipsychotika
— Aggressive Symptomatik im Rahmen von Borderline-
Störungen und epileptischen Anfällen
— Monotherapie von fokalen Krampfanfällen mit oder ohne
sekundär generalisierten und primar generalisierten tonisch-
klonischen Anfällen ab 6 Jahren

— Zusatztherapie von fokalen Anfällen mit oder ohne sekundärer Generalisierung oder primär generalisierten tonisch-klonischen Anfällen und zur Behandlung von Anfällen, die mit dem Lennox-Gastaut-Syndrom assoziiert sind, ab 2 Jahren

— Migräne-Prophylaxe

■ **Dosierung**

— Bipolare Störungen: 50 mg/Tag → 200 mg/Tag (**< 30 kg KG**) → 300 mg/Tag (**< 40 kg KG**) → 400 mg (**> 40 kg KG**)

— Gewichtsreduktion: 50–200 mg/Tag

— Aggressive Symptomatik: 50 mg/Tag → 250 mg/Tag

— Monotherapie Epilepsie: 0,5–1 mg/kg KG abends (**> 6 Jahre**) → 2 mg/kg KG/Tag, Dosis sollte in 1- oder 2-wöchentlichen Intervallen in Schritten von 0,5 oder 1 mg/kg KG/Tag, verteilt auf 2 Einzelgaben, erhöht werden.

— Zusatztherapie Epilepsie: 25 mg/Tag (**> 2 Jahre**) oder 1–3 mg/kg KG/Tag, abends → 5–9 mg/kg KG/Tag, Dosis alle 1–2 Wochen um 1–3 mg/kg KG/Tag, verteilt auf 2 Einzelgaben, steigern

■ **Unerwünschte Arzneimittelwirkungen**

— **Sehr häufig**
Depression
Parästhesie, Somnolenz, Schwindel
Nausea, Diarrhoe
Nasopharyngitis, Fatigue, Gewichtsabnahme

— **Häufig**
Anämie
Hypersensitivität
Anorexie, verminderter Appetit
Bradyphrenie, Insomnie, Beeinträchtigung des sprachlichen Ausdrucksvermögens, Angst, Verwirrtheit, Desorientierung, Aggression, veränderte Stimmung, Agitiertheit,

Stimmungsschwankungen, depressive Stimmung, Wut,
anomales Verhalten
Aufmerksamkeitsstörung, Gedächtnisstörung, Amnesie,
kognitive Störung, Beeinträchtigung der geistigen Leistungs-
fähigkeit, eingeschränkte psychomotorische Fähigkeiten,
Konvulsion, anomale Koordination, Tremor, Lethargie,
Hypästhesie, Nystagmus, Schmeckstörung, Gleichgewichts-
störung, Dysarthrie, Intentionstremor, Sedierung
Verschwommensehen, Diplopie, Sehstörung
Vertigo, Tinnitus, Ohrenschmerzen
Dyspnoe, Epistaxis, verstopfte Nase, Rhinorrhoe, Husten
Erbrechen, Obstipation, Oberbauchschmerz, Dys-
pepsie, abdominaler Schmerz, Mundtrockenheit, Magen-
beschwerden, orale Parästhesie, Gastritis, abdominale
Beschwerden
Alopezie, Hautausschlag, Pruritus
Arthralgie, Muskelspasmen, Myalgie, Muskelzittern,
Muskelschwäche, muskuloskelettaler Brustschmerz
Nephrolithiasis, Pollakisurie, Dysurie
Pyrexie, Asthenie, Gereiztheit, Gangstörung, anomales
Gefühl, Malaise

- **Klinische Hinweise**
[+] **Wirksamkeit auf Aggressivität** im Rahmen bipolarer
Erkrankungen bei Erwachsenen nachgewiesen.
[+] In klinischen Plazebokontrollierten Studien an Kindern,
Jugendlichen und Erwachsenen konnte nachgewiesen
werden, dass die adjuvante Gabe von Topiramat zu einer
laufenden antipsychotischen Therapie zu einer signi-
fikanten **Gewichtsreduktion** führt.
[–] Ist nicht in klinischen Studien bei Kindern und Jugend-
lichen mit affektiven Störungen wirksam.

🚫 **Cave!**
 — Um das Risiko von **Nierensteinen** und **Pyrexie** zu senken → Auf **ausreichende Flüssigkeitszufuhr** achten
 — Bei komorbider Nierenerkrankung, Status epilepticus, Diarrhoe, Operationen oder ketogener Diät → **Auf** eine **metabole Azidose achten** und die Serum-Bikarbonat-Werte kontrollieren

Triazolam

 — Sedativum/Hypnotikum mit muskelrelaxierender und antikonvulsiver Wirkung
 — Agonist der Benzodiazepin-Bindungsstelle an $GABA_A$-Rezeptoren
 — t_{max} 0,65–2,3 h, $t_{1/2}$ im Mittel 1,4–4,6 h
 — Überwiegender Abbau durch CYP3A4 und Glucuronidierung

Darreichungsformen
 — 0,25-mg-Tabletten

■ **Indikationen**
 — Kurzzeitbehandlung von Schlafstörungen, insbesondere bei Einschlafstörungen

■ **Dosierung**
 — 0,125–0,25 mg, unmittelbar vor dem Schlafengehen

■ **Unerwünschte Arzneimittelwirkungen**
 — **Häufig**
 Schläfrigkeit, Schwindel, Ataxie, Kopfschmerzen

■   **Klinische Hinweise**

[+] In klinischen Studien an jungen Erwachsenen wurde **Wirksamkeit nachgewiesen** bei der Behandlung von Ein- und Durchschlafstörungen nachgewiesen.

[+] Kurze Wirkdauer → **1. Wahl bei der Behandlung primärer Schlafstörungen**

[+] Benzodiazepine gehören mit zu den verträglichsten und am sichersten einzusetzenden Wirkstoffen.

[–] Gemäß der S1-Leitlinie „Nichtorganische Schlafstörungen" (Stand 01.07.2018) soll eine medikamentöse Therapie bei Kindern und Jugendlichen nur nach Ausschöpfung verhaltenstherapeutischer Interventionen („Schlafhygiene") und nur zur vorübergehenden Entlastung über wenige Wochen eingesetzt werden.

🛇 **Cave!**

  – **Risiko einer Abhängigkeits-Entwicklung,** von Gedächtnisstörungen und einer verminderten Wahrnehmungs- und Reaktionsfähigkeit → In der Regel sollte **Einnahmedauer** von **4 Wochen** nicht überschritten werden und die Dosis so gering wie möglich gehalten werden.

  – Abhängigkeitserkrankungen in der Vorgeschichte erfragen

  – Vor allem bei Kindern können **paradoxe Reaktionen** mit akuter Erregung, Verwirrung und Veränderung des psychischen Zustands auftreten. → Absetzung

  – Muskelrelaxierende Wirkung → Aufklärung über erhöhte Sturzgefahr

  – Kombination mit Wirkstoffen wie oralen Kontrazeptiva, Carbamazepin, Grapefruitsaft,

Johanniskraut, die mit CYP3A4 interagieren
(siehe ■ Tab. A.7) → Veränderung der Plasmakonzentrationen und Wirksamkeit → TDM indiziert!

Valproinsäure, Valproate (Salze von Valproinsäure)

— Antiepileptikum mit stimmungsstabilisierender Wirkung
— Primäre Hemmung spannungsabhängiger Na^+-Kanäle;
  Hemmung des spannungsabhängigen Ca^{2+}-Kanals vom
  L-Typ, wodurch Synthese und Freisetzung von Neurotrans-
  mittern moduliert wird (u. a. GABA)
— t_{max} 3,3–4 h (schnell freisetzend), 5–12 h (retardiert); $t_{1/2}$
  12–16 h (Monotherapie), 4–9 h (bei Kombination mit
  enzyminduzierenden Arzneimitteln wie Carbamazepin,
  Phenobarbital)
— 50 % höhere Clearance bei pädiatrischen Patienten
  (3 Monate–10 Jahre) im Vergleich zu Erwachsenen
— Überwiegende Metabolisierung durch CYP-Enzyme
  (CYP2A6, -2B6, -2C9, -2C19), UDP-Glucuronosyl-
  Transferase und β-Oxidation

Darreichungsform (u. a.)

— 150-, 300- und 600-mg-Filmtabletten
— 300- und 500-mg-magensaftresistente Kapseln
— 300- und 500-mg-Retardtabletten
— 300-mg/ml-Lösung zum Einnehmen
— 400-mg-Pulver und Lösungsmittel zur Herstellung
  einer Injektionslösung
— 100-mg/ml-Injektionslösung

- **Indikationen**
  - Aggressives Verhalten bei phasischen Stimmungsschwankungen und familiärer Häufung bipolarer Erkrankungen und Persönlichkeitsstörungen in der Langzeittherapie
  - Manische Episoden bei bipolarer Störung, falls andere Stimmungsstabilisatoren nicht wirksam/vertragen
  - Generalisierte Anfälle in Form von Absencen, myoklonischen Anfällen, tonisch-klonischen Anfällen ab 3 Jahren
  - Fokale und sekundär generalisierte Anfälle ab 3 Jahren
  - Kombinationsbehandlung bei anderen Anfallsformen ab 3 Jahren

- **Dosierung**
  - Aggressives Verhalten: 10 mg/kg KG/Tag → 20 mg/kg KG (Serumspiegel 80–100 µg/ml), Dosissteigerung jeden 3. Tag
  - Bipolare Störung: 15 mg/kg KG/Tag → 35 mg/kg KG/Tag (Serumspiegel 80–125 µg/ml), Dosissteigerung jeden 1.–3. Tag um 250 mg
  - Epilepsie
    Monotherapie: 5–10 mg/kg KG/Tag → 30 mg/kg KG/Tag **(Kinder)**, 25 mg/kg KG/Tag **(Jugendliche)**; alle 4–7 Tage Steigerung um 4 mg/kg KG/Tag; TDM durchführen!
    Kombinationstherapie: Dosis des bereits eingenommenen Antiepileptikums muss reduziert werden, Dosierung von Valproinsäure stufenweise steigern: TDM durchführen!

- **Unerwünschte Arzneimittelwirkungen**
  - **Sehr häufig**
    Übelkeit, Tremor, isolierte und mäßig ausgeprägte Hyperammonämie ohne Veränderung der Leberfunktionsparameter
  - **Häufig**
    Verwirrtheitszustände, Halluzinationen, Aggresssion, Agitiertheit, Aufmerksamkeitsstörungen

Erbrechen, Stomatitis, Diarrhoe, Oberbauchbeschwerden
Tremor der Hände, Parästhesien, Kopfschmerzen
Vorübergehender Haarausfall, Dünnerwerden des Haars,
Nagel- und Nagelbetterkrankungen
Unregelmäßige Menstruation
Dosisunabhängige, schwerwiegende (bis tödlich ver-
laufende) Leberschädigungen
Harninkontinenz
Blutungen, Anämie, Thrombozytopenie, Leukopenie
Gewichtszunahme/-abnahme, erhöhter Appetit/Appetit-
losigkeit Hyponatriämie

- **Klinische Hinweise**
[+] Mit der Lösung bei Kindern feine und individuell flexible
     Dosistitrierung möglich.
[+] Hinweise aus klinischen Studien auf mögliche Wirksamkeit
     bei der Behandlung von aggressiven Verhaltensweisen.
[+] Können als Behandlungsalternative zu Lithiumsalzen als
     Monotherapie oder in Kombination mit Antipsychotika
     der 2. Generation zur Behandlung der akuten Manie und
     insbesondere zur Phasenprophylaxe erwogen werden.
[–] Bei Kindern und Jugendlichen in klinischen Studien **keine
     Wirksamkeit** bei bipolarer Manie nachgewiesen.
[–] Bei der Therapie der manischen Episode und der bipolaren
     affektiven Störung sind Antipsychotika der 2. Generation
     1. Wahl.

❶ Cave!
— **Kontraindiziert während der Schwangerschaft**
— **Bei Frauen im gebärfähigen Alter → Während der
     Behandlung sind stets Verhütungsmaßnahmen
     durchzuführen.**

- Bei **Mädchen,** bei denen die erste Regelblutung eingesetzt hat → Jährliche Überprüfung alternativer Behandlungsoptionen
- Komedikation mit **Topiramat** → Zusammenhang mit Hyperammonämie
- Gelegentlich sind schwere Schädigungen der Leber mit tödlichem Ausgang beobachtet worden, die fast ausschließlich in den ersten 6 Behandlungswochen und vorwiegend bei Kindern unter 15 Jahren vorkommen. → Aufklärung Patient/Eltern über Frühsymptome einer **Leberfunktionsstörung** wichtig

Venlafaxin

- Antidepressivum
- Serotonin- und Noradrenalin-Wiederaufnahme-Hemmer, keine/geringe Affinitäten zu anderen Rezeptoren
- t_{max} 2–3 h, 5,5–9 h (Retardpräparat); $t_{1/2}$ im Mittel 5 h (Muttersubstanz), 11 h (aktiver Metabolit)
- Extensiver Abbau durch CYP2D6 zum aktiven Metaboliten O-Desmethyl-Venlafaxin, weitere an der Metabolisierung beteiligte Enzyme: CYP2C19, -2C9 und -3A4, Glykoproteine

┌─ Darreichungsformen ─────────────────

- 37, 5-, 50- und 75-mg-Tabletten
- 37, 5-, 75-, 150- und 225-mg-Retardtabletten bzw. Kapseln

- Indikationen
- Behandlung und Rezidiv-Prophylaxe von Episoden einer Major Depression

- Generalisierte Angststörung
- Soziale Angststörung
- Panikstörung mit oder ohne Agoraphobie

- **Dosierung**
- Depressive Erkrankungen: 37,5 mg morgens → 150 mg/ Tag in 2 oder 3 Einzeldosen oder besser einmal als Retardpräparat, langsam aufdosieren
- Angststörungen: 37,5 mg morgens → 75–150(–375) mg/ Tag in 2 oder 3 Einzeldosen oder besser einmal als Retardpräparat, alle 2 Wochen aufdosieren

- **Unerwünschte Arzneimittelwirkungen**
- **Sehr häufig**
  Schlaflosigkeit, Kopfschmerzen, Schwindelgefühl, Sedierung
  Übelkeit, Mundtrockenheit, Verstopfung
  Hyperhidrose (einschließlich Nachtschweiß)
- **Häufig**
  Appetitminderung
  Verwirrtheit, Depersonalisation, ungewöhnliche Trauminhalte, Nervosität, Agitiertheit, Libidoabnahme, Anorgasmie
  Akathisie, Zittern, Parästhesien, Schmeckstörung
  Seh-/Akkommodationsstörungen, Mydriasis, Verschwommensehen
  Tinnitus
  Tachykardie, Palpitationen
  Blutdruckanstieg, Hitzewallungen
  Dyspnoe, Gähnen
  Diarrhoe, Erbrechen
  Hautausschlag, Juckreiz
  Muskelhypertonie
  Verzögertes Wasserlassen, Harnverhalt, Pollakisurie

Menorrhaghie, Metrorrhagie, erektile Dysfunktion,
Ejakulationsstörungen
Fatigue, Asthenie, Schüttelfrost
Gewichtsabnahme/-zunahme
Erhöhte Cholesterinwerte

- ■ Klinische Hinweise
- [+] Gute Überdosierungssicherheit
- [+] Nicht sedierend
- [+] Kann vor allem bei älteren Jugendlichen oder bei
  Wirkungslosigkeit eines SSRIs erwogen werden.
- [–] Gemäß der nicht mehr gültigen **S3-Leitlinie** „Behandlung
  von **depressiven Störungen** bei Kindern und Jugendlichen"
  (Stand: 01.07.2013) sollte Venlafaxin nicht eingesetzt
  werden, da in klinischen Studien vor allem bei Kindern
  keine Wirksamkeit nachgewiesen werden konnte.
- [–] Bei der Behandlung von **Angststörungen** ist eine
  medikamentöse Behandlung nur 2. Wahl und erst dann
  gerechtfertigt, wenn Psychoedukation, Psychotherapie
  und soziotherapeutische Maßnahmen nicht hinreichend hilfreich waren. Studienlage nicht ausreichend
  für eine Empfehlung als Mittel der 1. Wahl bei der
  medikamentösen Behandlung von Angststörungen.

🛑 Cave!
- ▬ **Erst** treten ggf. die meist innerhalb 14 Tagen
  vorübergehenden UAWs auf, **danach** die
  gewünschte Wirkung. → Gut vorher aufklären
  wegen Adhärenz!
- ▬ Häufige **sexuelle Funktionsstörungen,**
  die teilweise auf die mit der Erkrankung
  verbundenen Symptome wie Libidominderung,
  Antriebslosigkeit, Interesse- und Freudlosigkeit

zurückzuführen sind. → Gut vorher aufklären wegen Adhärenz
- Erhöhtes Risiko für **suizidales Verhalten** (Suizidgedanken und Suizidversuche) sowie feindseliges Verhalten in klinischen Studien mit SSRIs → **Häufigere Untersuchungen** bezüglich suizidaler Symptome vor allem zu Beginn der Behandlung
- Bei abrupter Absetzung **Absetzungsreaktion** möglich (Erbrechen, Schwindel, Zittern, Schlafstörungen, Angst, Kopfschmerzen, Empfindungsstörungen) → **Langsames Ausschleichen**
- QTc-Zeitverlängerung möglich → EKG-Kontrollen!

Ziprasidon

- Antipsychotikum der 2. Generation
- Hochaffiner D_{2-4}-Dopamin-, 5-HT_{2A}-, 5-HT_{2C}- und 5-HT_{1A}-Serotonin-, α_1-adrenerger und H_1-Histamin-Rezeptor-Antagonist; Inhibierung der Serotonin- und Noradrenalin-Wiederaufnahme
- t_{max} 6–8 h, mittlere $t_{1/2}$ 6,6 h
- Metabolisierung vor allem durch CYP3A4 (66 %) und Aldehyd-Oxidasen

Darreichungsformen
- 20-, 40-, 60- und 80-mg Hartkapseln
- 10-mg/ml-Suspension
- 20-mg-Trockensubstanz für Injektion

- **Indikationen**
  - *Manische oder gemischte Episoden bis zu einem mäßigen Schweregrad bei bipolaren Störungen bei Minderjährigen von 10–17 Jahren*
  - Schizophrenie
  - Tourette-Syndrom
  - (Auto-)Aggressives Verhalten bei geistiger Behinderung, Autismus oder Entwicklungsverzögerung

- **Dosierung**
  - Bipolare Störungen: 1. Tag 20 mg, 2. Tag 2 Gaben 20 mg, Aufdosierung innerhalb von 1–2 Wochen → 120–160 mg/Tag (**KG ≥ 45 kg**) bzw. 60–80 mg/Tag (**< 45 kg**), verteilt auf 2 Dosen
  - Schizophrenie: Es muss die niedrigst mögliche Dosierung (= zufriedenstellende antipsychotische Wirkung bei geringstmöglichen UAWs) sowohl für die Akutbehandlung als auch für Rückfallpropyhlaxe bestimmt werden. 1 x 20 mg/Tag → 40–80 mg/Tag (**< 45 kg KG**) bzw. 80–160 mg/Tag (**KG ≥ 45 kg**), verteilt auf 2 Dosen
  - Tourette-Syndrom: 5 mg/Tag → 40 mg/Tag
  - (Auto-)Aggressives Verhalten: 20 mg/Tag → 60 mg/Tag

- **Unerwünschte Arzneimittelwirkungen**
  - **Sehr häufig**
    Schlaflosigkeit
    Somnolenz, Kopfschmerzen
  - **Häufig**
    Rhinitis
    Manie, Agitiertheit, Angst, Unruhe
    Dystonie, EPS, Parkinsonismus, Spätdyskinesien, Dyskinesien, Akathisie, Tremor, Schwindelgefühl, Sedierung
    Verschwommensehen, Sehstörungen
    Tachykardie, Hypertonie

Übelkeit, Erbrechen, Diarrhoe, Verstopfung, Dyspepsie, Mundtrockenheit, Speichelfluss
Ausschlag
Muskelrigidität
Störung der sexuellen Erregung des Mannes
Fieber, Schmerz, Asthenie, Müdigkeit
Gewichtsverlust, Gewichtszunahme

- In plazebokontrollierten Studien waren **häufige UAWs bei Minderjährigen** mit bipolarer Störung: Sedierung, Somnolenz, Kopfschmerz, Müdigkeit, Übelkeit und Schwindel; bei Schizophrenie: Schläfrigkeit und EPS

- **Klinische Hinweise**
[+] **Wirksamkeit** in plazebokontrollierten Studien an Kindern und Jugendlichen auf die Kernsymptome einer Manie **nachgewiesen**.
[+] Im Rahmen einer Niedrigdosis-Therapie (20–60 mg) wurden **keine Gewichtszunahmen** bzw. sogar eine leichte Gewichtsreduktion beobachtet.
[+] Geringer Einfluss auf endokrinologische Störungen (Prolaktin, Glukose)
[+] In einer plazebokontrollierten Doppelblindstudie bei Kindern und Jugendlichen mit **Tic-Störungen wirksam**; in den verordneten Dosen wurden keine signifikanten Effekte bezüglich EPS, Akathisie oder Spätdyskinesien beobachtet.
[–] Gemäß der **S3-Leitlinie „Schizophrenie"** (Stand 15.03.2019), die für die gesamte Lebensspanne Gültigkeit hat, sollte Kindern und Jugendlichen zur Behandlung von Positivsymptomen eine Behandlung mit Antipsychotika wie Aripiprazol, Quetiapin, Paliperidon oder Risperidon angeboten werden. Für Ziprasidon gibt es **keine ausreichende Evidenzgrundlage**.

❗ Cave!
- c_{max} doppelt so hoch bei Einnahme einer Mahlzeit als ohne → Einnahme stets zu einer Mahlzeit
- Signifikante QTc-Zeit-Verlängerung bei Patienten unter 18 Jahren, auch wenn sie keine kardialen Vorerkrankungen hatten → EKG-Kontrollen
- **Kontraindikation:** kardiovaskuläre Erkrankungen, Herzrhythmusstörungen, Anfallsanamnese

Zolpidem

- Sedativum/Hypnotikum
- Agonist der Benzodiazepin-Bindungsstelle an der α-Untereinheit von $GABA_A$-Rezeptoren
- t_{max} 0,5–3 h, mittlere $t_{1/2}$ 2,4 h
- Abbau überwiegend durch CYP3A4, partiell CYP1A2

Darreichungsformen
- 5- und 10-mg-Filmtabletten

- Indikationen
- Kurzzeitbehandlung von schwerwiegenden Schlafstörungen

- Dosierung
- 10 mg/Tag unmittelbar vor dem Zubettgehen

- Unerwünschte Arzneimittelwirkungen
- **Häufig**
  Halluzinationen, Agitiertheit, Albträume, Müdigkeit

Somnolenz, Schläfrigkeit am folgenden Tag, emotionale
Dämpfung, verminderte Aufmerksamkeit, Kopfschmerzen,
Schwindel, anterograde Amnesie, Ataxie, verschlimmerte
Schlaflosigkeit
Gastrointestinale Störungen wie Durchfall, Übelkeit,
Erbrechen, Bauchschmerzen
Fatigue
Schwindel

- Klinische Hinweise
[+] In klinischen Studien an jungen Erwachsenen wurde **Wirksamkeit nachgewiesen** bei der Behandlung von Ein- und
Durchschlafstörungen nachgewiesen.
[–] Gemäß der S1-Leitlinie „Nichtorganische Schlafstörungen"
(Stand 01.07.2018) soll eine medikamentöse Therapie bei
Kindern und Jugendlichen nur nach Ausschöpfung verhaltenstherapeutischer Interventionen („Schlafhygiene")
und nur zur vorübergehenden Entlastung über wenige
Wochen eingesetzt werden.

🛑 Cave!
- **Risiko einer Abhängigkeits-Entwicklung,** von
Gedächtnisstörungen und einer verminderten
Wahrnehmungs- und Reaktionsfähigkeit → In
der Regel sollte **Einnahmedauer** von **4 Wochen**
nicht überschritten werden und die Dosis so
gering wie möglich gehalten werden.
- Abhängigkeitserkrankungen in der
Vorgeschichte erfragen
- Vor allem bei Kindern können **paradoxe
Reaktionen** mit akuter Erregung, Verwirrung
und Veränderung des psychischen Zustands
auftreten. → Absetzung

- Gelegentlich überhängende Schläfrigkeit → Auf ausreichende Schlafdauer achten und auf möglicherweise eingeschränkte Verkehrstüchtigkeit hinweisen
- Möglich sind Toleranzentwicklung und Entzugssymptome nach Absetzung (Kopfschmerzen oder Muskelschmerzen, außergewöhnliche Angst- und Spannungszustände, innere Unruhe, Verwirrtheit und Reizbarkeit)
- Kombination mit Wirkstoffen wie orale Kontrazeptiva, Carbamazepin, Grapefruitsaft, Johanniskraut, die mit CYP3A4 interagieren (siehe ◘ Tab. A.7), kann Plasmakonzentrationen und Wirksamkeit verändern. → TDM indiziert!

Zopiclon

- Sedativum/Hypnotikum
- Agonist der Benzodiazepin-Bindungsstelle an der α-Untereinheit von GABA$_A$-Rezeptoren
- t_{max} 1,5–2 h, $t_{1/2}$ ca. 5 h
- Abbau überwiegend durch CYP3A4, partiell CYP2C8

> **Darreichungsformen**
>
> - 3,75- und 7,5-mg-Filmtabletten

- Indikationen
- Kurzzeitbehandlung von schwerwiegenden Schlafstörungen

- **Dosierung**
- 7,5 mg/Tag unmittelbar vor dem Zubettgehen

- **Unerwünschte Arzneimittelwirkungen**
- **Häufig**
  Benommenheit am folgenden Tag
  Mundtrockenheit
  Geschmacksstörung (bitterer Geschmack)

- **Klinische Hinweise**
- [+] In klinischen Studien an jungen Erwachsenen wurde **Wirksamkeit nachgewiesen** bei der Behandlung von Ein- und Durchschlafstörungen nachgewiesen.
- [+] Bei Einnahme in therapeutischer Dosierung über bis zu 28 Tage sind bisher keine wesentlichen **keine Rebounderscheinungen** beobachtet worden.
- [+] Eine Toleranzentwicklung wurde bei einem Behandlungszeitraum unter 4 Wochen nicht beobachtet.
- [–] Gemäß der S1-Leitlinie „Nichtorganische Schlafstörungen" (Stand 01.07.2018) soll eine medikamentöse Therapie bei Kindern und Jugendlichen nur nach Ausschöpfung verhaltenstherapeutischer Interventionen („Schlafhygiene") und nur zur vorübergehenden Entlastung über wenige Wochen eingesetzt werden.

❶ **Cave!**
- Nur kurzzeitige, wenige Tage, längstens 2 Wochen-andauernde Medikation
- Gelegentlich überhängende Schläfrigkeit → Auf ausreichende Schlafdauer achten und auf möglicherweise eingeschränkte Verkehrstüchtigkeit hinweisen

- Vor allem bei Kindern können **paradoxe Reaktionen** mit akuter Erregung, Verwirrung und Veränderung des psychischen Zustands auftreten. → Absetzung
- Möglich sind Entzugssymptome nach Absetzung (Kopfschmerzen oder Muskelschmerzen, außergewöhnliche Angst- und Spannungszustände, innere Unruhe, Verwirrtheit und Reizbarkeit)
- Kombination mit Wirkstoffen wie orale Kontrazeptiva, Carbamazepin, Grapefruitsaft, Johanniskraut, die mit CYP3A4 interagieren (siehe ◻ Tab. A.7), kann Plasmakonzentrationen und Wirksamkeit verändern. → TDM indiziert

Zuclopenthixol

- Mittelpotentes Antipsychotikum der 1. Generation
- Hochaffiner Antagonist der D1- und D2-Rezeptorfamilie; starke Affinitäten zu serotonergen 5-HT$_{2A}$- und α_1-adrenergen Rezeptoren; geringe Affinitäten zu muscarinergen ACh- und α_2-adrenergen Rezeptoren
- t_{max} 3–4 h, $t_{1/2}$ ca. 20 h
- Metabolisierung durch CYP2D6

> **Darreichungsformen**
>
> - 2-, 10- und 25-mg-Tabletten
> - 20-mg/ml-Tropfen
> - 50- und 200- mg/ml-Injektionslösung

- **Indikationen**
- Aggressives Verhalten bei Kindern und Jugendlichen mit und ohne Intelligenzminderung
- Psychomotorische Erregungszustände und aggressive Verhaltensweisen bei Demenz und psychomotorische Erregungszustände bei geistiger Behinderung
- Akute und chronische Schizophrenie und Manie

- **Dosierung**
- Aggressive Verhaltensweisen und psychomotorische Erregungszustände bei geistiger Behinderung:
  2–4 mg/Tag in 1–2 Gaben → 12–16 mg/Tag in 3–4 Gaben, Steigerung in 2–4 mg/Tag-Schritten

- **Unerwünschte Arzneimittelwirkungen**
- **Sehr häufig**
  EPS wie Frühdyskinesien (Zungen-Schlundkrämpfe, Schiefhals, Kiefermuskelkrämpfe, Blickkrämpfe, Versteifung der Rückenmuskulatur), Parkinsonsyndrom (Hypomimie, Tremor, Rigor, Akinesie, Hypersalivation), Tremor, Akathisie, Müdigkeit, Unruhe, Hypokinese, Schwindel
  Akkomodationsstörungen
  Mundtrockenheit
- **Häufig**
  Erregung, Depression, Kopfschmerzen, Dystonie, Parästhesie, Aufmerksamkeitsstörungen, Amnesie, Gangstörungen, Insomnie, Angst, anormale Träume
  Erhöhung des Augeninnendrucks, gestörtes Sehvermögen
  Orthostatische Dysregulation
  Tachykardie, EKG-Veränderungen, Palpitationen, Blutdruckerniedrigung
  Dyspnoe, Gefühl verstopfter Nase
  Obstipation, Übelkeit, Erbrechen, Diarrhoe, Dyspepsie
  Miktionsstörungen, Harnretention, Polyurie

Hautreaktionen (z. B. Pruritus, Dermatitis, Pigmentstörungen, Seborrhoe, Purpura), Photosensibilität, Hyperhidrose
Gewichtszunahme, Appetitzunahme, Anorexie
Menstruationsstörungen, sexuelle Funktionsstörungen
Asthenie, Unwohlsein, Schmerzen

- ▪ Klinische Hinweise
- [+] Gute Verträglichkeit in Dosierungen bis 16 mg/Tag
- [+] Mit den Tropfen bei Kindern feine und individuell flexible Dosistitrierung möglich.
- [+] **Wirksamkeit auf aggressives Verhalten** bei Kindern und Jugendlichen mit Intelligenzminderung in randomisierter plazebokontrollierter Doppelblindstudie **nachgewiesen**.
- [+] Findet zunehmend Einsatz bei psychomotorischen Unruhezuständen und aggressiven Verhaltensweisen (v. a. Fremdaggression) bei Kindern und Jugendlichen mit Intelligenzminderung.
- [–] Gemäß der **S3-Leitlinie „Schizophrenie"** (Stand 15.03.2019), die für die gesamte Lebensspanne Gültigkeit hat, sollte Kindern und Jugendlichen zur Behandlung von Positiv-symptomen eine Behandlung mit Antipsychotika wie Aripiprazol, Quetiapin, Paliperidon oder Risperidon angeboten werden. Es gibt **keine Studien** zur Wirksamkeit von Zuclopenthixol bei Schizophrenie.

🛑 Cave!
- ▬ QTc-Zeit-Verlängerungen möglich, v. a. auch bei entsprechenden Grunderkrankungen und Ko-Medikation → EKG- und Blutbild-Kontrollen (Kalium!)
- ▬ Kann vor allem während der ersten Wochen der Behandlung zu Sedation führen. → Auf aktive Teilnahme am Straßenverkehr und auf Arbeiten an Maschinen verzichten

- Kann vor allem in den ersten Wochen die
  Krampfschwelle herabsetzen. → Patienten mit
  Epilepsie müssen sorgfältig überwacht werden.
- Photosensibilität → Direkte Sonneneinstrahlung
  meiden!
- Bei höherer Dosierung höheres Risiko für
  EPS und Akathisie → Dosisreduktion oder
  Komedikation mit Anticholinergika
  (siehe ◘ Tab. A.6)
- Bei Komedikation mit Wirkstoffen, die CPY2D6
  beeinflussen (siehe ◘ Tab. A.7) → TDM indiziert!

Serviceteil

1. Allgemeine Richtlinien der medikamentösen
   Behandlung
2. Behandlung psychiatrischer Notfälle
3. Kontrolluntersuchungen
4. Absetzung und Umstellung
5. Therapeutische Blutspiegel-Bereiche
6. Umgang mit unerwünschten Arzneimittelwirkungen
7. Relevante pharmakokinetische Wechselwirkungen

© Springer-Verlag GmbH Deutschland, ein Teil von Springer
Nature 2021
M. Gerlach und A. Warnke, *Pocket Guide Neuro-/
Psychopharmaka im Kindes- und Jugendalter*,
https://doi.org/10.1007/978-3-662-62979-6_2

◻ Tab. A.1 Allgemeine Richtlinien bei der medikamentösen Behandlung von Kindern und Jugendlichen mit psychiatrischen Erkrankungen

– Der Einsatz von **Psychopharmaka** ist in der Regel ein **Baustein** im Rahmen eines **umfassenden** psycho- und soziotherapeutischen **Behandlungskonzeptes.**

– Ein **zentrales Paradigma** medizinischer Ethik sind die von Beauchamp und Childress adressierten **Belmont-Kriterien** wie Achtung der Autonomie des Patienten, dem Patienten zu nutzen und nicht zu schaden und im ärztlichen Handeln gerecht zu sein.

– Eine **grundsätzliche Hilfestellung** für Indikationsfragen der Medikation sind die **Leitlinien** der Deutschen Fachgesellschaft für Kinder- und Jugendpsychiatrie, Psychosomatik und Psychotherapie (aktuelle Fassungen unter: ▶ www.awmf.org), aber auch internationale Leitlinien wie die *Practice Parameters* der Amerikanischen Fachgesellschaft (▶ www.aacap.org).

– **Grundsätzlich** sollte eine **Monotherapie** angestrebt und Polypharmazie sehr zurückhaltend zur Anwendung gebracht werden, da die klinische Wirksamkeit normalerweise nur von einzelnen Arzneimitteln geprüft wird und das Risiko für Wechselwirkungen mit unerwünschten Arzneimittelwirkungen (UAWs) erhöht ist. Zur Minimierung dieser Wechselwirkungen ist ein Therapeutisches Drug Monitoring angezeigt.

(Fortsetzung)

◘ Tab. A.1 (Fortsetzung)

Zeitpunkt	Maßnahmen
Vor Beginn	– Einwilligung der Sorgeberechtigten und des Patienten zur Diagnostik und Behandlung. – Sorgfältige Diagnostik als Voraussetzung der Behandlung. – Definition und Operationalisierung der Zielsymptome. – Hinreichende Evidenz für geplante Therapie. – Suffiziente Aufklärung von Sorgeberechtigten und Patient: Informationsblätter sind hierbei eine große Hilfe, da sie zu Hause erneut durchgelesen werden können und mit weiteren Angehörigen besprochen werden können (z. B. *Dokumentierte Patientenaufklärung* von proCompliance, Thieme-Verlag). Missverständnisse können so vermieden werden. **Bei stationärer Behandlung** aus juristischen Gründen sorgfältige Dokumentation des Aufklärungsgesprächs, der individuellen Zusatzfragen; schriftliche Einwilligung der Erziehungsberechtigten unbedingte Voraussetzung! – Bei **Off-label-Anwendung** müssen Patienten bzw. Erziehungsberechtigten darüber informiert werden, dass das verordnete Medikament keine Zulassung hat; die Erziehungsberechtigten bzw. der Patient müssen der Medikation zustimmen; über Wirkung des Medikaments und dessen UAWs, die zugelassenen Behandlungsalternativen und über das Recht, jederzeit den Heilversuch abbrechen zu dürfen, sind die Erziehungsberechtigten aufzuklären und diese **Aufklärung ist zu dokumentieren.** Der Patient bzw. die Erziehungsberechtigten müssen darauf hingewiesen werden, dass es bei der Off-label-Anwendung **erstattungsrechtliche Probleme** bei gesetzlich Versicherten gibt, da nach dem Wirtschaftlichkeitsgebot des Sozialgesetzes die Gesetzliche Krankenkasse nicht zur Kostenübernahme eines Arzneimitteleinsatzes außerhalb der zugelassenen Behandlungsindikationen verpflichtet ist. – Der Inhalt des Beipackzettels sollte mit dem Patienten und dessen Angehörigen besprochen werden, um unberechtigte Befürchtungen zu reduzieren oder zu relativieren. – Durchführung von Laboruntersuchungen, EKG und/oder auch EEG, Messung von Blutdruck, Größe und Gewicht (siehe auch ◘ Tab. A.3).

(Fortsetzung)

◻ Tab. A.1   (Fortsetzung)

	– Sicherstellung, dass Bezugspersonen und Schule einbezogen sind, um regelmäßige Einnahme, die Überwachung von UAWs und Wahrnehmung von Kontrollterminen beim verordneten Arzt zu gewährleisten.
Während der Behand- lung	– Die **Eindosierung** sollte **behutsam** erfolgen, um eine gute Verträglichkeit zu gewährleisten. – **Einbeziehung der Medikation**, aber auch die Erörterung über die Fortsetzung ist unabding- bar. Mit zunehmender Reife haben die Jugendlichen auch das Recht, über die Pharmakotherapie mitzuentscheiden oder zu entscheiden. – Regelmäßiger **Arztkontakt** und Durchführung von **Sicherheitsuntersuchungen** (siehe auch ◻ Tab. A.3). Bei der Visite sollte nicht nur nach der Wirkung, sondern auch nach UAWs gefragt werden. Zusätzlich zum persönlichen Gespräch haben sich entsprechende Fragebögen bewährt, da mithilfe dieser zusätzliche Informationen gewonnen werden und diese auch der Dokumentation dienen. Die Vitalparameter wie Puls und Blutdruck sollten ebenso überwacht werden wie Größe und Gewicht. Die Häufigkeit und der Umfang von Laborkontrollen variiert von Substanz zu Substanz, ebenso wie Kontrollableitungen von EKG und/oder auch EEG (siehe ◻ Tab. A.3). – Sicherstellung, dass bei Jugendlichen kein Abusus mit der Medikation stattfindet.

Hinweis zur zweiten Zelle: Der fett gesetzte Teil lautet „**Einbeziehung** des Kindes und insbesondere des Jugendlichen **in die Evaluation der Effekte der Medikation**".

◻ Tab. A.2 Behandlung mit Neuro-/Psychopharmaka im kinder- und jugendpsychiatrischen Notfall

- **Grundlage** für eine medikamentöse Behandlung ist grundsätzlich eine sorgfältige **Diagnosestellung**, die sich aus ausführlicher psychiatrischer, pädiatrisch-internistischer und neurologischer Untersuchung zu ergeben hat.
- Medikamentöse Notfall-Behandlung ist **Ultima Ratio**, um den Patienten zum eigenen Schutz auch gegen seinen Willen zu behandeln. Dabei sind **regulatorische** (Off-label-Gebrauch oder Antipsychotika) und **rechtliche Rahmenbedingungen** (§1631b, II BGB bzgl. „chemischer" Fixierung mit Benzodiazepinen oder Antipsychotika) **zu beachten.** Die angewandte Medikation ist daher häufig als sog. „Übergangsmedikation" anzusehen, deren primäres Ziel es ist, eine rasche Besserung und anschließende Stabilisierung herbeizuführen, so dass eine differential-diagnostische Einschätzung überhaupt erst möglich wird.
- Kann eine Einwilligung des Patienten nicht erreicht werden, und ist auch eine regelrechte Aufklärung zur Medikation nicht möglich, so ist die **Überwachung des Befindlichkeit des Patienten**, insbesondere hinsichtlich der Wirkung und bezüglich UAWs besonders anspruchsvoll. Es ist wichtig, dass baldmöglichst **Einwilligung und Aufklärung** nachgeholt werden müssen. Sind eine mutmaßliche Einwilligung oder der rechtfertigende Notstand (§ 34StGB) gegeben, so ist eine ärztliche Behandlungsmaßnahme straffrei möglich. In diesem Fall ist das Behandlungsvorgehen besonders sorgfältig zu dokumentieren.
- Die **Dokumentation der ärztlichen Behandlungsmaßnahme** beinhaltet:
  - Beschreibung der Umstände beim Notfallgeschehen (Ausgangssituation, Vorgang der Benachrichtigung)
  - psychopathologischer Befund
  - körperlich/neurologischer Befund
  - ggfs. Laborbefunde
  - anamnestische Angaben nach Möglichkeit (Eigen- und Fremdanamnese)
  - Festlegung einer Arbeitsdiagnose
  - Angaben zum therapeutischen Vorgehen
  - Kontaktdaten der sorgeberechtigten Bezugspersonen
  - ggfs. Planung der rechtlichen Schritte (Unterbringungsprozedere, Information des zuständigen Gerichtes)

(Fortsetzung)

■ Tab. A.2   (Fortsetzung)

Empfehlungen für spezielle psychopharmakologische Interventionen

Akute Symptomatik	Empfohlene Medikation und Maßnahmen	Wiederhol-barkeit pro Tag	Maximale Tagesdosis*
Bewusstseins-störungen	Initial: somatische Abklärung Bei schwerer Erregung: siehe Vorgehen Erregungszustände		
Erregungs-zustände, schwere mit ausgeprägter Aggressivität, Unruhe oder ausgeprägten psychotischen Symptomen	**Haloperidol** 1–10 mg p.o. oder i.m. (halbe p.o.) Dosis +	2–3	6 mg (15–40 kg KG) 15 mg (> 40 kg KG) 4 mg (Kinder) 6–8 mg (Jugendliche) **Cave:** Haloperidol: häufige UAWs wie Dyskinesien, QTc-Verlängerung (Maßnahmen siehe ■ Tab. A.6) → Deshalb niemals i.v. applizieren **Langsame Injektion:** 2 mg/min Selten: paradoxe Agitation unter Lorazepam
	Lorazepam 0,5–2 mg p.o. oder i.v. (Krampfschutz, Anxiolyse)		

(Fortsetzung)

◘ Tab. A.2 (Fortsetzung)

	Alternativ Antipsychotika der 2. Generation z. B.	Nach Verträglichkeit	
	Olanzapin 2,5–10 mg p.o. oder i.m. (halbe p.o. Dosis)		10–20 mg **Cave:** kardiale Effekte; bei i.m. Gabe Einzeldosis über 10 mg nicht ratsam
	Quetiapin 25–50 mg p.o.		600 mg (> 10 Jahre)
	Risperidon: 0,25–1 mg als Schmelztablette oder Lösung		1–2 mg (Kinder) 2–3 mg (Jugendliche) **Cave:** Bei Dosierungen > 5 mg häufig Dyskinesien (Maßnahmen: siehe ◘ Tab. A.6)
zustände, leichte bis mittelgradige mit Aggressivität, leichten oder keinen psychotischen Symptomen	**Niedrigpotente Antipsychotika**		
	Chlorprothixen 50 mg p.o. (0,5–1 mg/kg KG ab 3 Jahren)	2–4	100–200 mg

(Fortsetzung)

◻ Tab. A.2 (Fortsetzung)

	Pipamperon 30 mg p.o.	3–4	6 mg/kg KG (< 14 Jahre) 120 mg (> 14 Jahre)
	Levomepromazin 25–50 mg i.m. oder p.o.	2–3	150 mg **Cave:** kardiovaskuläre und vegetative UAWs, Atemdepression
	Melperon 12,5–50 mg p.o.	2–4	100 mg (300 bei Erregungszuständen)
	Benzodiazepine		
Erregungszustände mit ausgeprägter Angstsymptomatik	Lorazepam 2,5 mg p.o.	3	4 mg (Kinder) 6–8 mg (Jugendliche) **Cave!** Selten paradoxe Agitation

(Fortsetzung)

Tab. A.2 (Fortsetzung)

(Fortsetzung)

Suizidalität	Benzodiazepine		
	Lorazepam 2,5 mg p.o.	3	4 mg (Kinder) 6–8 mg (Jugendliche) **Cave!** Selten paradoxe Agitation
	Niedrigpotente Antipsychotika		
	Chlorprothixen 25–50 mg p.o.	2–4	100–200 mg
	Melperon 25–50 mg p.o.	2–4	100 mg (300 bei Erregungszuständen)

(Fortsetzung)

◻ **Tab. A.2**   (Fortsetzung)

Selbst-verletzendes Verhalten, Ritz-/Schneidedruck	Niedrigpotente Antipsychotika		
	Melperon 25–50 mg p.o.	2–4	100 mg (300 bei Erregungszuständen)
	Pipamperon 30 mg p.o.	3–4	6 mg//kg KG (< 14 Jahre) 120 mg (> 14 Jahre)
	Chlorprothixen 25–50 mg p.o. (0,5–1 mg/kg KG ab 3 Jahren)	2–4	100–200 mg
	Levomepromazin 25 mg p.o oder i.m.	2–3	150 mg Cave: kardiovaskuläre und vegetative UAWs, Atemdepression
	Benzodiazepine:		
	Lorazepam 0,5-2,5 mg p.o.	3	4 mg (Kinder) 6–8 mg (Jugendliche) Cave! Selten paradoxe Agitation

(Fortsetzung)

(Fortsetzung)

◻ Tab. A.2 (Fortsetzung)

Halluzination und Wahn	Benzodiazepine (bis Wirkungseintritt des Antipsychotikums)		
	Lorazepam 1,0–2,5 mg p.o.	3	4 mg (Kinder) 6–8 mg (Jugendliche) **Cave!** Selten: paradoxe Agitation unter Lorazepam
	Hochpotente Antipsychotika		
	Risperidon 0,25–1 mg als Schmelztablette oder Lösung	2	1–2 mg (Kinder) 2–3 mg (Jugendliche) **Cave:** Bei Dosierungen > 5 mg häufig Dyskinesien (Maßnahmen: siehe ◻ Tab. A.6)

(Fortsetzung)

◻ Tab. A.2 (Fortsetzung)

Olanzapin 2,5–10 mg als Schmelztablette/ Tropfen	1	10–20 mg **Cave:** **Keine gleichzeitige Gabe** oder Gabe innerhalb einer Stunde **von Benzodiazepinen** wegen Risiko einer Atemsuppresion Einzeldosis über 10 mg nicht ratsam
Haloperidol 1–10 mg als Tropfen/Tabletten oder i.m.	2–3	6 mg (15–40 kg KG) 15 mg (> 40 kg KG) **Cave:** häufige UAWs wie Dyskinesien, QTc-Verlängerung (Maßnahmen siehe ◻ Tab. A.6) → Deshalb niemals i.v. applizieren

i.m., intramuskulär; i.v., intravenös; KG, Körpergewicht; p.o., orale Einnahme; UAWs, unerwünschte Arzneimittelwirkungen

*Maximale Tagesdosis gemäß den Fachinformationen: Chlorprothixen 400 mg für Erwachsene), Haloperidol (5 mg, 13–17 Jahren), Levomepromazin (600 mg für Erwachsene), Lorazepam (0,5–1 mg bzw. 0,05 mg/kg KG), Melperon (400 mg für Erwachsene), Olanzapin (20 mg für Erwachsene), Pipamperon (360 mg für Erwachsene), Quetiapin (750 mg für Erwachsene), Risperidon (16 mg für Erwachsene)

◘ Tab. A.3 Allgemeine Empfehlungen zu Kontrolluntersuchungen bei der Behandlung mit Neuro-/Psychopharmaka im Kindes- und Jugendalter

Cave! Der Umfang der Untersuchungen sollte im Rahmen der Vorgaben der jeweiligen Fachinformation risikoangepasst und auf den individuellen Patienten abgestimmt, erweitert oder reduziert werden. Wesentliche Faktoren für die risikobasierte Anpassung sind: Komorbiditäten, Kombinationsbehandlung, Dosissteigerungen, Alter, Auftreten von organspezifischen Symptomen.

Antidepressiva

Kontrolle	Vor	Während
Laboruntersuchung (Blutbild, Elektrolyte, Leber- und Nierenwerte)	✓	✓ Eine Woche nach Beginn und Erreichen der Zieldosis
Puls und Blutdruck	✓	✓
EEG	✓	
Suizidales Verhalten	✓	✓
Therapeutisches Drug-Monitoring		✓$_1$

Bei Verordnung **trizyklischer Antidepressiva** sollte sorgfältig die Anamnese des Patienten bzw. seine Familienanamnese in Bezug auf kardiovaskuläre Erkrankungen erhoben werden. EKG-Kontrollen sind besonders wichtig für diejenigen Patienten mit kardiovaskulärer Erkrankung bzw. einem erhöhten Risiko für eine solche.

✓$_1$, im *Steady state* und nach jeder Dosisänderung, insbesondere auch bei Komedikation und ihrer Änderung

Antipsychotika

Bei Kindern und Jugendlichen, die eine antipsychotische Therapie erhalten, muss aufgrund spezifischer Besonderheiten (wie hohe Sensitivität bzgl. motorischer UAWs, Unterschiede in der subjektiven und objektiven Wahrnehmung von UAWs, Einfluss erhöhter Prolaktin-Spiegel auf sexuelle Entwicklung, Einfluss der Behandlung auf die Gewichts- und Größenentwicklung) prinzipiell mehr auf UAWs geachtet werden und ggfs. höherfrequentes Monitoring von möglichen UAWs erfolgen.

Kontrolle	Vor	Jeder Kontakt	Während Eindosierung	Nach 3 Monaten	Alle 3 Monate	Alle 6 Monate	Alle 12 Monate
Eigen- und Fremdanamnese	✓						
Lebensgewohnheiten	✓	✓					
Blutbild*	✓		$✓_1$	✓		✓	✓
Blutzucker/HbA1c, Blutfette	✓		$✓_1$	✓		✓	
Nierenparameter	✓		$✓_1$	✓		✓	✓
Leberenzyme	✓		$✓_1$	✓		✓	
EKG (QTc), Elektrolyte*	✓		$✓_1$	$✓_2$		$✓_2$	$✓_2$

Kontrolle	Vor	Jeder Kontakt	Während Eindosierung	Nach 3 Monaten	Alle 3 Monate	Alle 6 Monate	Alle 12 Monate
TDM			$\checkmark_3$				
Blutdruck und Puls	$\checkmark$			$\checkmark$		$\checkmark$	
Körpergröße und -gewicht	$\checkmark$	$\checkmark$	$\checkmark_1$	$\checkmark_1$	$\checkmark$		
Sedierung/ Schläfrigkeit	$\checkmark$	$\checkmark$	$\checkmark_1$	$\checkmark$		$\checkmark$	
Sexuelle Dysfunktion	$\checkmark$		$\checkmark_1$	$\checkmark$	$\checkmark$	$\checkmark$	
Prolaktin	$\checkmark$		$\checkmark_2$	$\checkmark_2$	$\checkmark_2$	$\checkmark_2$	$\checkmark_2$
Parkinsonoid	$\checkmark$		$\checkmark$	$\checkmark$		$\checkmark$	$\checkmark$
Spätdyskinesien	$\checkmark$			$\checkmark$		$\checkmark$	$\checkmark$

$\checkmark_1$, spätestens 4 Wochen nach Beginn sowie im Falle gravierender Dosissteigerungen; $\checkmark_2$, nur sofern symptomatisch; $\checkmark_3$, im *Steady state* und nach jeder Dosisänderung, insbesondere bei Komedikation
*Ausnahme: Clozapin, siehe Cave in entsprechendem Kapitel

Anxiolytika/Sedativa

Erhöhtes Risiko bei Jugendlichen mit Angsterkrankungen für Alkoholmissbrauch → Komorbide Alkohol-Abhängigkeit abklären und in der Behandlungsplanung berücksichtigen.

Die Therapie mit Benzodiazepinen bedarf keiner routinemäßigen Kontrollen klinisch-chemischer oder elektrophysiologischer Parameter im Indikationsbereich der Angsterkrankungen und Schlafstörungen. Bei der Anwendung von Antidepressiva und Antipsychotika sind die jeweiligen Kontrolluntersuchungen zu beachten.

Stimmungsstabilisatoren

Lithiumsalze

Kontrolle	Vor	Während
Anamnese, Exploration und Untersuchung bzgl. Kontraindikationen (Ausschluss Schwangerschaft) Laboruntersuchung (Blutbild, Elektrolyte, Glukose, Creatinin-Clearance, Schilddrüsenwerte T3, T4 und TSH)	✓ ✓	✓Sicherstellung, dass keine Schwangerschaft vorliegt ✓Creatinin-Clearance, Elektrolyte und Schilddrüsenparameter sollten etwa einmal im Monat bestimmt werden
Puls und Blutdruck	✓	✓Viertel- bis halbjährlich
EKG	✓	✓Viertel- bis halbjährlich
EEG	✓	✓Nach Einstellung und einmal jährlich
Halsumfang	✓	✓Etwa einmal im Monat

Kontrolle	Vor	Während
Körpergewicht	✓	✓Etwa einmal im Monat
Therapeutisches Drug-Monitoring		✓Lithiumspiegel (12 h nach Einnahme) bei Aufdosierung alle 3–5 Tage; bei Erreichen eines stabilen Spiegels über ein halbes Jahr monatlich, dann alle 3 Monate Zeichen eines toxischen Lithium-Spiegels sind neurologische Symptome wie grobschlächtiger Tremor, Rigor, Hyperreflexie, Ataxie, Schwindel, Dysarthrie und Verwirrtheit bis zu delirantem Verhalten.
Überprüfung des pathologischen Befundes und auf UAWs (Gewichtszunahme, Struma, Intoxikation)		✓Bei jeder Konsultation

Stimmungsstabilisierende Antiepileptika

Kontrolle	Vor	Während
Anamnese, Exploration und Untersuchung bzgl. Kontraindikationen	✓₁	
Laboruntersuchung (Blutbild inklusive Trombozyten, Elektrolyte, Leberwerte, Creatinin-Clearance, Pankreasfunktionstest)	✓	✓Häufigkeit hängt vom Gesundheitszustand des Patienten, dem verordneten Antiepileptikum und dessen UAWs ab.
		Regelmäßige Kontrolle des Blutbildes (Carbamazepin, Valproinsäure) und der Gerinnungsfaktoren (Valproinsäure)
Puls und Blutdruck	✓	
EKG	✓	✓Regelmäßige Kontrolle bei Behandlung mit Carbamazepin
Körpergewicht	✓	✓Etwa einmal im Monat
Therapeutisches Drug-Monitoring	✓₂	

Kontrolle	Vor	Während
Überprüfung des pathologischen Befundes und auf UAWs		✓Bei jeder Konsultation Bei Behandlung mit Carbamazepin und Lamotrigin: lebensbedrohliche Hautreaktionen wie toxische epidermale Nekrolyse und Stevens-Johnson-Syndrom, die vor allem zu Beginn auftreten → Patient muss über Frühsymptome aufgeklärt werden. Bei Behandlung mit Valproinsäure: akute Pankreatitis, Menstruationsstörungen, Gewichtszunahme, Unterleibsbeschwerden bei weiblichen Patienten (**Cave:** Polyzystisches Ovarialsyndrom; Gabe bei jungen Frauen sorgfältig abwägen!).

✓₁, abhängig von den bekannten Kontraindikationen des jeweiligen Antiepileptikums, z. B. Schwangerschaft bei Valproinsäure
✓₂, im *Steady state* und nach jeder Dosisänderung, insbesondere bei Komedikation

Wirkstoffe zur ADHS-Behandlung

Kontrolle	Vor	Während
Internistische, neuro-logische, psychiatrische Diagnostik (z. B., Ausschluss kardio-vaskulärer Erkrankungen)	✓	
Laboruntersuchung (Blutbild, Elektrolyte, Schilddrüsenwerte T3, T4 und TSH, Leber- und Nierenwerte, evtl. Eisen bei Mädchen)	✓	
Puls und Blutdruck	✓	✓ Halbjährlich
EKG	✓	✓ Halbjährlich bei Behandlung mit Atomoxetin und Guanfacin; unter Methylphenidat und Amphetamin nur bei Indikation
Ruhe-EEG	✓$_1$	
Körpergewicht und Größe	✓	✓ Halbjährlich
Therapeutisches Drug-Monitoring		✓$_2$

Kontrolle	Vor	Während
Überprüfung auf komorbide Störungen und auf UAWs		✓Variiert je nach klinischer Notwendigkeit Bei Behandlung mit Methylphenidat und Amphetamin: Essverhalten, Gewichtsabnahme, verringertes Größenwachstum, Schlafstörungen, Tics Bei Behandlung mit Atomoxetin: klinische Zeichen einer Hepatotoxizität, depressive Symptome, Essverhalten

✓₁, bei EEG-Auffälligkeiten, z. B. Epilepsie
✓₂, insbesondere bei nicht wirksamer Medikation und Verdacht auf Non-Compliance

◘ Tab. A.4 Allgemeine Hinweise, was bei der Absetzung eines Wirkstoffes und Umstellung auf einen anderen zu beachten ist

Wirkstoffgruppe/ Wirkstoff	Absetzung	Umstellung
Antidepressiva		
SSRIs	Schrittweise Reduktion (in wöchentlichen Schritten, so langsam wie möglich)	Ausschleichen, ca. 5 $t_{1/2}$ des SSRI abwarten (Vorsicht bei Fluoxetin) und dann umstellen
Trizyklische Antidepressiva	Ausschleichend	Sofort möglich auf andere trizyklische Antidepressiva **Auf SSRIs und SNRIs:** ausschleichen, ca. 5 $t_{1/2}$ des SSRI (Vorsicht bei Fluoxetin) abwarten und dann umstellen
Venlafaxin	Über einen Zeitraum von 2–4 Wochen auszuschleichen	Sofort möglich auf andere trizyklische Antidepressiva **Auf SSRI:** 3 Tage warten

(Fortsetzung)

◻ Tab. A.4 (Fortsetzung)

Wirkstoffgruppe/ Wirkstoff	Absetzung	Umstellung
Antipsychotika	Bei psychotischen Patienten: In kleinen Schritten und langfristig über eine Dauer von 6 Monaten	**Cross-Taper**, d. h. plötzliche Absetzung des einen Wirkstoffes im Austausch gegen einen anderen Wirkstoff. **Bei akutpsychotischen Patienten** Umstellung auf Antipsychotikum mit ähnlichem Wirkungs- und UAWs-Spektrum. **Overlap-and-Taper**, d. h. Fortsetzung der Gabe des ersten Wirkstoffes bis der zweite Wirkstoff aufdosiert ist und allmähliche Abdosierung des ersten Wirkstoffes. Vorzugsweise bei Umstellung von Antipsychotika mit hoher Affinität zu Dopamin-Rezeptoren auf Antipsychotika mit geringer Affinität (z. B. Risperidon auf Quetiapin, Clozapin oder Aripiprazol) und bei Umstellung von einem Antipsychotikum mit starker antihistaminerger Wirkung (Clozapin, Olanzapin, Quetiapin) auf ein Antipsychotikum mit weniger antihistaminerger Wirkung (Aripiprazol, Ziprasidon). **Start-Stop**, d. h., plötzliche Absetzung des einen Wirkstoffes im Austausch gegen einen anderen. Diese Strategie sollte nur für Fälle vorbehalten sein, in denen das initiale Medikament **aufgrund von UAWs** rasch abgesetzt werden muss.

(Fortsetzung)

(Fortsetzung)

■ **Tab. A.4** (Fortsetzung)

(Fortsetzung)

Wirkstoffgruppe/ Wirkstoff	Absetzung	Umstellung
Anxiolytika/ Sedativa/ Hypnotika vom Benzodiazepin-Typ	Langsames Ausschleichen durch kontinuierliche Dosisreduktion	Ohne Probleme möglich
Stimmungs-stabilisatoren (Lithiumsalze und stimmungs-stabilisierende Antiepileptika)	Langsames Ausschleichen über Monate unter engmaschiger Überwachung von Frühwarnsymptomen eines Rückfalls, die für den einzelnen Patienten anhand der Vorgeschichte individuell erfasst werden sollten.	Bei Umstellung von Valproinsäure auf Lamotrigin sollte die Dosis von Lamotrigin über 2 Wochen hinweg in wöchent-lich gleichen Schritten verdoppelt werden.

Tab. A.4 (Fortsetzung)

Wirkstoffgruppe/ Wirkstoff	Absetzung	Umstellung
Wirkstoffe zur Behandlung der ADHS		
Methylphenidat	Kann abrupt unter sorgfältiger Überwachung abgesetzt werden.	**Von einem schnell freisetzenden Präparat auf ein Retardpräparat** bei äquivalenten Tagesgesamtdosen direkt von einem auf den anderen Tag. **Auf Amphetamin** direkt von einem auf den anderen Tag absetzen und schrittweise aufdosieren. **Auf Atomoxetin** – so klinisch erforderlich – auch überlappend. Die Dosis von Methylphenidat sollte sich an der Wahrscheinlichkeit des Wirkeintritts von Atomoxetin orientieren.

(Fortsetzung)

◼ **Tab. A.4** (Fortsetzung)

Wirkstoffgruppe/ Wirkstoff	Absetzung	Umstellung
Amphetamin	Kann abrupt abgesetzt werden	**Auf Methylphenidat**, direkt von einem auf den anderen Tag absetzen und schrittweise aufdosieren. **Auf Atomoxetin** – so klinisch erforderlich – auch überlappend. Die Dosis von Amphetamin sollte sich an der Wahrscheinlichkeit des Wirkeintritts von Atomoxetin orientieren. **Auf Guanfacin** direkt von einem auf den anderen Tag, aber Guanfacin schrittweise aufdosieren.
Atomoxetin	Kann abrupt abgesetzt werden	Auf andere ADHS-Medikamente kann abrupt oder überlappend umgestellt werden, aber Psychostimulanzien und Guanfacin schrittweise aufdosieren.
Guanfacin	Ausschleichend in Schritten von höchstens 1 mg alle 3–7 Tage	Umstellung auf andere ADHS-Medikamente überlappend und Guanfacin schrittweise ausschleichen.

◨ **Tab. A.5** Therapeutische Blutspiegelbereiche von Neuro-/ Psychopharmaka. Diese Bereiche gelten üblicherweise für Erwachsene und sind normalerweise Talspiegel, die im *Steady state* unmittelbar vor der erneuten Einnahme eines Wirkstoffes gemessen wurden (nach Hiemke et al. 2018; Ausnahmen siehe Anmerkungen). Weiterhin beziehen sich die Angaben auf die primär angestrebte therapeutische Wirkung entsprechend der Einteilung in den Überschriften. Die Angaben zu Kindern und Jugendlichen beruhen auf eigenen Daten oder Daten aus der Literatur. Cave! Konzentrationsangaben in ng/ml, Ausnahme Stimmungsstabilisatoren

Wirkstoff	Bereich (ng/ml)	Anmerkungen
Antidepressiva		
Agomelatin	7–300	Nach 1–2 h
Amitriptylin + Nortriptylin	80–200	
Bupropion + Hydroxbu- propion	850–1500	
Citalopram	50–110	
Clomipramin + N-Desmethyl- Clomipramin	230–450	
Doxepin + N-Desmethyl- Doxepin	50–150	
Duloxetin	30–120	
Escitalopram	15–80	

(Fortsetzung)

◘ Tab. A.5   (Fortsetzung)

Wirkstoff	Bereich (ng/ml)	Anmerkungen
Fluoxetin + N-Desmethyl-Fluoxetin	120–500	Bei Kindern und Jugendlichen Bereich ähnlich: 113–331 ng/ml
Fluvoxamin	60–230	
Imipramin + Desipramin	175–300	
Maprotilin	75–130	
Mianserin	15–70	
Milnacipran	100–150	
Mirtazapin	30–80	
Paroxetin	20–65	
Reboxetin	60–350	
Sertralin	10–150	Bei Kindern und Jugendlichen mit Depressionen und Zwangsstörungen oberer Bereich wahrscheinlich niedriger: 9–50 ng/ml
Venlafaxin + O-Desmethyl-Venlafaxin	100–400	
Antipsychotika		
Amisulprid	100–320	

(Fortsetzung)

■ **Tab. A.5** (Fortsetzung)

Wirkstoff	Bereich (ng/ml)	Anmerkungen
Aripiprazol	100–350	Ähnlicher Bereich für Kinder und Jugendliche: 60–330 ng/ml
Cariprazin	10–20	
Chlorprothixen	20–300	
Clozapin	350–600	Für Kinder und Jugendliche Bereich, ab dem eine klinische Wirkung auftritt, niedriger: 150 ng/ml
Haloperidol	1–10	
Levomepromazin	30–160	
Melperon	30–100	
Olanzapin	20–80	Bei Kindern und Jugendlichen wahrscheinlich ähnlicher Bereich: Schizophrenie 4–50 ng/ml, Essstörungen 17–42 ng/ml)
Paliperidon (= 9-Hydroxy-Risperidon)	20–60	
Pipamperon	100–400	

(Fortsetzung)

◻ Tab. A.5   (Fortsetzung)

Wirkstoff	Bereich (ng/ml)	Anmerkungen
Quetiapin	100–500	Für Kinder und Jugendliche Bereich, ab der eine klinische Wirkung auftritt, kleiner 100 ng/ml Schizophrenie 7–200 ng/ml; affektive Störungen 3–120 ng/ml
Risperidon + 9-Hydroxy-Risperidon	20–60	Bei Kindern und Jugendlichen mit aggressiv-impulsivem Verhalten: 8–26 ng/ml
Sulpirid	200–1000	
Tiaprid	600–2000	Für Kinder und Jugendliche mit Tic-Störungen
Ziprasidon	50–200	
Zuclophentixol	4–50	
Anxiolytika/Hynotika/Sedativa		
Alprazolam	5–50	
Buspiron + Metabolit	1–4	
Diazepam + N-Methyl-Diazepam	100–2500	
Diphenhydramin	10–30	
Flunitrazepam	12–15	Für Schlafstörungen
Flurazepam	0–4	Nach 2–3 h

(Fortsetzung)

◼ Tab. A.5 (Fortsetzung)

Wirkstoff	Bereich (ng/ml)	Anmerkungen
Lorazepam	30–100	
Melatonin	1,176	Mittelwert 0,75 h nach Gabe von 2 mg ohne Mahlzeit; 1,020 ng/ml nach 3 h mit Mahlzeit
Opipramol	50–500	
Promethazin	2–18	Nach 1,5–3 h
Triazolam	2–20	Nach 0,7–2 h
Zolpidem	80–160	Nach 1–3 h
Zopiclon	55–85	Nach 1,5–2 h
Wirkstoffe zur ADHS-Behandlung		
D-Amphetamin	134±26,1	3,46±1,34 h nach Einmalgabe von 70 mg Lisdexamphetamin (Kinder 6–12 Jahre)
Atomoxetin	200–1000	Nach 60–90 min
Guanfacin	10,1±7,09	3,97–10,3 h nach multipler Einnahme von 4 mg (Kinder 6–12 Jahre)
	7,0±1,53	1,00–7,97 h (Jugendliche 13–17 Jahre)
Methylphenidat	6–26	Nach 2 h (normal freisetzend) oder 4–6 h (retardiert) für Kinder und Jugendliche

(Fortsetzung)

◼ Tab. A.5 (Fortsetzung)

Wirkstoff	Bereich (ng/ml)	Anmerkungen
Stimmungsstabilisatoren (µg/ml)		
Carbamazepin	4–10	
Lamotrigin	1–6	
Lithiumsalze	4-8 (= 0,5-1,2 mmol/l)	Bei Kindern und Jugendlichen: Akuttherapie bei manischem Syndrom 0,8–1,0 mmol/l Erhaltungstherapie: 0,5–0,8 mmol/l Aggressive impulsive Ausbrüche: 0,6–0,8 mmol/l, nur ausnahmsweise > 1,0–1,2 mmol/l
Oxcarbazepin	10–35	
Topiramat	2–10	
Valproinsäure	50–100	

Hiemke C, Bergemann N, Clement HW, Conca A, Deckert J, Domschke K, Eckermann G, Egberts K, Gerlach M, Greiner C, Gründer G, Haen E, Havemann-Reinecke U, Helmer R, Janssen G, Jaquenoud E, Laux G, Messer T, Mössner R, Müller MJ, Paulzen M, Pfuhlmann B, Riederer P, Saria A, Schoppek B, Schwarz M, Silva Gracia M, Stegmann B, Steimer W, Stingl J, Uhr M, Ulrich S, Unterecker S, Waschgler R, Zernig G, Zurek G, Baumann P (2018) Consensus guidelines for therapeutic drug monitoring in neuropsychopharmacology - Update 2017. Pharmacopsychiatry 51: 9–62

■ **Tab. A.6** Umgang mit häufig vorkommenden unerwünschten Arzneimittelwirkungen (UAWs) bei der medikamentösen Behandlung von Kindern und Jugendlichen mit psychiatrischen Erkrankungen

Generelle Empfehlungen

Bei Behandlung mit **Antidepressiva** treten UAWs **zuerst** und vorübergehend innerhalb von 14 Tagen auf, **danach** die gewünschte Wirkung. → Gut vorher aufklären wegen Adhärenz!

Bei der Behandlung mit **Antipsychotika** können bei allen z. T. schwerwiegende UAWs auftreten. → Wegen Adhärenz gut vorher darüber aufklären, dass man diese oft gut behandeln oder vermeiden kann.

Spezielle Maßnahmen zu Prävention und Behandlung von UAWs

UAW	Intervention
Akathisie	**Cave!** Keine Verwechslung mit krankheitsbedingter motorischer Unruhe bei Schizophrenie → *Barnes Akathisia Rating Scale* kann Diagnostik unterstützen Langsame Titration, Dosisreduktion, Wechsel auf andere Wirkstoffe **Komedikation mit Anticholinergika** wie Biperiden (retardiert 2–4 mg morgens), alternativ **β-Rezeptorenblocker** (z. B. Propranolol 20 mg/Tag, bei Bedarf Erhöhung in Schritten von 20 mg/Tag bis max. 100 mg) oder Benzodiazepine

(Fortsetzung)

◻ Tab. A.6 (Fortsetzung)

Generelle Empfehlungen

Appetitminderung, Gewichtsverlust und Wachstumsverzögerungen bei Behandlung mit Psychostimulanzien und Atomoxetin	Durch eine **Tabletteneinnahme zur oder nach der Mahlzeit** lässt sich die Appetitreduktion zur Essenszeit vermindern. Keine zu späte Gabe, da nach Abklingen der Medikationswirkung am Abend das Essen nachgeholt werden kann. Regelmäßige Kontrolle von Appetit und damit einhergehend von Größe, Gewicht und Wachstum. Bei signifikanter Appetitminderung, Stagnieren des Wachstums oder Übelkeit → Reduktion der Dosis, Absetzung oder Umstellung der Medikation
Blutdruck- und Herzfrequenzanstieg unter Psychostimulanzien und Atomoxetin	Treten vor allem bei zu rascher Aufdosierung oder überhöhter Dosierung auf → Dosisreduktion
Depressive Verstimmung und sozialer Rückzug unter Psychostimulanzien	**Fehldeutung** eines strukturierteren Gesamtzustandes als Depression **ausschließen!** Eine depressive Verstimmung kann auch Zeichen einer **Überdosierung** sein. → Dosisreduktion.

(Fortsetzung)

(Fortsetzung)

Tab. A.6 (Fortsetzung)

Generelle Empfehlungen	
Frühdyskinesien, v. a. unter Antipsychotika-Therapie	Dosisreduktion oder Absetzung **Komedikation mit Anticholinergika**: z. B. Biperidin als Retardpräparat 2–4 mg/Tag morgens Gemäß der S3-Leitlinie „Schizophrenie" (Stand 15.03.2019), die für die gesamte Lebensspanne Gültigkeit hat, wird die **Anwendung** von Aripiprazol aufgrund positiver Wirksamkeitsnachweise **empfohlen.** Eine **prophylaktische Gabe** wird aufgrund der kognitiven UAWs von Anticholinergika in der S3-Leitlinie „Schizophrenie" (Stand 15.03.2019) **nicht empfohlen.**
Gewichtszunahme/ gesteigerter Appetit	Diätetische Maßnahmen und Ernährungsberatung, Aktivierungsprogramm Wechsel der Medikation auf einen Wirkstoff mit geringerem Effekt auf das Gewicht (Clozapin, Olanzapin und Lithiumsalze haben größten Effekt) Ggfs. **Komedikation mit Topiramat** (50 mg/Tag) oder **Metformin** (3-mal 500 mg/Tag)

(Fortsetzung)

◻ Tab. A.6 (Fortsetzung)

Generelle Empfehlungen

Hyperglykämie, v. a. unter Antipsychotika-Therapie	Regelmäßige Kontrollen, denn: diabetische Entwicklung kann zunächst asymptomatisch verlaufen! Evtl. Wechsel der Medikation (Aripiprazol), ggf. internistische Konsultation
Hyperlipidämie, v.a. unter Antipsychotika-Therapie	Diätmaßnahmen, regelmäßige Kontrollen Evtl. Medikationwechsel (z. B. Aripiprazol), ggf. internistische Abwägung Falls nicht ausreichend: **orale Therapie mit Lipidsenkern** (Gemfibrozil, Fenofibrat, Simvastatin, Lovastatin), **Fischölen** oder **Nicotinsäure**
Hyperprolaktinämie/ Sexuelle Funktionsstörungen	Sexuelle Funktionsstörungen sind teilweise auf die mit der Depression verbundenen Symptome wie Libidominderung, Antriebslosigkeit, Interesse- und Freudlosigkeit zurückzuführen. Unter Antipsychotika-Therapie: Bestimmung des **Nüchtern-Prolaktin-Spiegels** Bei Erhöhung der Prolaktinspiegel → Medikationswechsel auf Aripiprazol, Quetiapin oder Clozapin

(Fortsetzung)

◾ **Tab. A.6** (Fortsetzung)

Generelle Empfehlungen

Malignes neuro-leptisches Syndrom	Bei Anwendung von Antipsychotika der 1. Generation in der 2.–4. Behandlungswoche beschrieben (Häufigkeit ca. 0,02–0,04 %), kann auch unter Therapie mit Antidepressiva vorkommen. **Frühe Anzeichen:** Zunahme von EPS wie vor allem Rigidität, begleitet von Fieber und Veränderungen der kardiovaskulären Parameter (vegetative Dysautonomie mit Tachykardie, Herzrhythmusstörungen und Hyperhidrosis) Die **Überwachung des Blutbildes**, Urins **und der hepatischen Funktionen** ergeben eine erhöhte Aktivität der Kreatininkinase, gesteigerte Erythrozyten-Sedimentationsraten, Leukozytose, erhöhte Transaminasen sowie Myoglobinurie mit Dunkelfärbung des Urins. → Sofortige Absetzung der Medikation, ausreichende Volumensubstitution und symptomatische Fieber-Behandlung Das **Hinzuziehen eines Internisten** und die Verlegung in eine internistische Intensivstation sollten unmittelbar erfolgen. Gabe von Dantrolen p.o. mit 1 mg/kg KG (Kinder bis zu 5 Jahre) beginnend → max. 200 mg/Tag; 2-mal 25 mg/Tag (ab 50 kg KG) → max. 400 mg/Tag; i.v. können 2,5 mg/kg KG gegeben werden, max. pro Tag 10 mg/kg KG) Alternativ: Bromocriptin (bis 15 mg/Tag), Amantadin (bis 300 mg/Tag) Bei Wiederaufnahme einer Antipsychotika-Therapie werden vorrangig Antipsychotika der 2. Generation mit geringer Dopamin-D2-Rezeptorantagonistischer Wirkung empfohlen.

(Fortsetzung)

Tab. A.6 (Fortsetzung)

Generelle Empfehlungen

Parkinsonoid	Dosisreduktion oder Absetzung und Umstellung auf Wirkstoff mit geringerem Risiko für EPS Komedikation mit Anticholinergika: z. B. Biperidin als Retardpräparat 2–4 mg/Tag morgens
QTc-Zeit-Verlängerung	Können vermieden werden bei vorsichtig einschleichender Dosierung unter EKG-Kontrollen. Bei QTc-Zeit > 480–520 ms oder eine Zunahme > 60 ms sollte eine Umstellung des Antipsychotikums erfolgen (sehr häufig bei Ziprasidon und Thioridazin, am wenigsten unter Olanzapin).
Schlafstörungen unter Psychostimulanzien-Therapie	Hauptdosis am Vormittag, Reduzierung oder Absetzung der 2. Dosis am Mittag/Nachmittag, kürzer wirkende Retardpräparate bevorzugen
Sedierung/Somnolenz	Abwarten, ob persistierend → Abendgabe, Dosisreduktion (vor allem bei Antipsychotika), ggfs. Wechsel auf andere Medikation

(Fortsetzung)

□ Tab. A.6 (Fortsetzung)

Generelle Empfehlungen

Serotonin-Syndrom, das selten unter der Therapie mit SSRIs oder anderen Wirkstoffen mit Serotonin-Rezeptoragonistischer Wirkung vorkommen kann	**Bei Zeichen eines lebensbedrohlichen Syndroms** wie Ängstlichkeit, Ruhelosigkeit, Desorientierung, Verwirrtheit, starkes Schwitzen, Tachykardie, Herzrhythmusstörungen, Hypertonie, Erbrechen, Durchfall, Tremor, Hyperreflexie, Krampfanfälle oder komatöse Erscheinungen → Sofortige Absetzung der Medikation Bei hohem Fieber → Kühlung des Patienten, auf ausreichende Trinkmenge achten und eventuell intensivmedizinische Behandlung
Suizidalität wegen potenzieller Antriebssteigerung unter Antidepressiva-Therapie	Entweder **stationäre Überwachung** und/oder **begleitende, sedierende Medikation** für einige Tage (z. B. Diazepam, Lorazepam oder niedrigpotente Antipsychotika), evtl. alternativ nicht antriebssteigerndes Antidepressivum wählen (z. B. Mirtazapin)
Tardive Dyskinesien	Absetzung und Umsetzung auf Olanzapin, Quetiapin oder Clozapin

(Fortsetzung)

■ **Tab. A.7** Cytochrom-P$_{450}$(CYP)-Enzyme, die wesentlich an der Metabolisierung von in der Kinder- und Jugendpsychiatrie relevanten Neuro-/Psychopharmaka beteiligt sind, und relevante pharmakokinetische Wechselwirkungen (Nach Hiemke et al. 2018)

CYP-Isoenzym	Neuro-/Psychopharmaka	Induktoren	Inhibitoren
CYP1A2	Agomelatin, Clozapin, Coffein, Duloxetin, Fluvoxamin, Imipramin, Levomepromazin, Melatonin, Olanzapin	Keine Neuro-/ Psychopharmaka bekannt Benzpyrene, die im Rauch von Zigaretten vorkommen	Fluvoxamin, Melatonin, Perazin
CYP2B6	Bupropion, Methadon, Sertralin	Keine bekannt	Keine bekannt
CYP2C9	Doxepin, Fluoxetin, Tetrahydrocannabiol (THC), Venlafaxin, Vortioxetin	Carbamazepin	Keine bekannt

(Fortsetzung)

Tab. A.7 (Fortsetzung)

CYP-Isoenzym	Neuro-/Psychopharmaka	Induktoren	Inhibitoren
CYP2C19	Amitriptylin + aktiver Metabolit Nortriptylin, Atomoxetin, Fluoxetin, Citalopram, Clomipramin, Clozapin, Diazepam + Metabolit Nordazepam, Doxepin, Escitalopram, Imipramin, Sertralin, Venlafaxin + Metabolit Desvenlafaxin	Einige Gingo-Präparate	Fluvoxamin, Fluoxetin, Moclobemid
CYP2D6	Amitriptylin + aktiver Metabolit Nortriptylin, Aripiprazol, Atomoxetin, Clomipramin, Desipramin, Diphenhydramin, Doxepin, Fluoxetin, Fluvoxamin, Haloperidol, Imipramin, Opipramol, Risperidon, Venlafaxin, Vortioxetin, Zuclophenthixol	Keine bekannt	Bupropion, Duloxetin, Fluoxetin + Norfluoxetin, Levomepromazin, Melperon, Moclobemid, Paroxetin
CYP2E1	Alhohol (Ethanol)	Alkohol (Ethanol)	Clomethiazol

(Fortsetzung)

Tab. A.7 (Fortsetzung)

CYP-Isoenzym	Neuro-/Psychopharmaka	Induktoren	Inhibitoren
CYP3A4	Amitriptylin + aktiver Metabolit Nortriptylin, Alprazolam, Aripiprazol, Carbamazepin, Cariprazin, Dextromethorphan, Diazepam, Fluoxetin + Metabolit Norfluoxetin, Guanfacin, Haloperidol, Levomepromazin, Lurasidon, Methadon, Quetiapin, Reboxetin, Risperidon, Zaleplon, Zolpidem, Zopiclon	Carbamazepin, Johanniskraut (Hyperforin), Modafinil, Phenytoin	Keine Neuro-/ Psychopharmaka bekannt Grapefruitsaft

Bei Kombination dieser Neuro-/Psychopharmaka mit einem **Inhibitor** ist die **Elimination vermindert** und es besteht das Risiko einer Intoxikation, bei Kombination mit einem **Induktor** wird die **Elimination beschleunigt** und es besteht das Risiko von Wirkverlust. Zur Risikominimierung sollen Inhibitoren oder Induktoren mit Neuro-/Psychopharmaka dieser Liste nur dann kombiniert werden, wenn mit keiner pharmakokinetischen Wechselwirkung zu rechnen ist oder wenn die Wechselwirkung erwünscht ist und therapeutisch genutzt werden soll. Generell sollte man dabei ein TDM durchführen

Ihr Bonus als Käufer dieses Buches

Als Käufer dieses Buches können Sie kostenlos das eBook zum Buch nutzen. Sie können es dauerhaft in Ihrem persönlichen, digitalen Bücherregal auf **springer.com** speichern oder auf Ihren PC/Tablet/eReader downloaden.

Gehen Sie bitte wie folgt vor:

1. Gehen Sie zu **springer.com/shop** und suchen Sie das vorliegende Buch (am schnellsten über die Eingabe der eISBN).
2. Legen Sie es in den Warenkorb und klicken Sie dann auf: **zum Einkaufswagen/zur Kasse.**
3. Geben Sie den untenstehenden Coupon ein. In der Bestellübersicht wird damit das eBook mit 0 Euro ausgewiesen, ist also kostenlos für Sie.
4. Gehen Sie weiter **zur Kasse** und schließen den Vorgang ab.
5. Sie können das eBook nun downloaden und auf einem Gerät Ihrer Wahl lesen. Das eBook bleibt dauerhaft in Ihrem digitalen Bücherregal gespeichert.

EBOOK INSIDE

eISBN	978-3-662-62979-6
Ihr persönlicher Coupon	ycCPs93H7bypJbW

Sollte der Coupon fehlen oder nicht funktionieren, senden Sie uns bitte eine E-Mail mit dem Betreff:
eBook inside an **customerservice@springer.com**.